JN197042

臨床医のための！

高齢者と認知症の自動車運転

［編著］

上村直人　池田　学

高知大学医学部講師　　大阪大学大学院教授

中外医学社

編著者・執筆者一覧 (執筆順)

● 編著者

上村直人　高知大学医学部神経精神科学 講師
池田　学　大阪大学大学院医学系研究科精神医学分野 教授

● 執筆者

堀川悦夫　佐賀大学医学部附属病院 動作解析・移動支援 開発センター長・教授
　　　　　（公財）交通事故総合分析センター 客員研究員
鎌田　実　東京大学大学院 新領域創成科学研究科 教授
岡本　努　前警察庁交通局運転免許課高齢運転者等支援室長
　　　　　（現 自動車安全運転センター業務部長）
古笛恵子　弁護士（コブエ法律事務所）、中央大学法科大学院 客員教授
渡辺　憲　社会医療法人明和会医療福祉センター渡辺病院 院長
水野洋子　国立長寿医療研究センター長寿政策科学研究部
荒井由美子　国立長寿医療研究センター長寿政策科学研究部 部長
藤戸良子　医療法人おくら会芸西病院精神科
藤田佳男　千葉県立保健医療大学リハビリテーション学科作業療法学専攻 准教授、
　　　　　慶應義塾大学医学部精神神経科学教室
三村　將　慶應義塾大学医学部精神神経科学教室 教授

序　文

　私が認知症と自動車運転の問題の重要性に気づいたのは，1996 年愛媛大学に赴任してからだったと思います．すでに大阪や東京，兵庫で認知症の診療や研究を始めていましたが，認知症診療の中でこの問題が患者と医師の信頼関係を揺るがすほどの問題になりうることや，高齢者の運転と社会の安全の両立が超高齢社会を迎えた日本で，地域社会のあり方そのものに関わるような課題であるという問題意識は持っていませんでした．もちろん，当時はまだまだ運転を継続している人が少なかったこともありますが，アルツハイマー病などによる認知症の診断が決まった患者さんや家族に，残念ながら認知症になると事故のリスクは高まるので，バスや地下鉄を使った生活に切り替えるように指導しても，都市部ではそれほど大きな抵抗はありませんでした．

　ところが，愛媛大学での診療は全く異なりました．認知症が中等度まで進行し，自損事故を繰り返しているような患者さんや家族に運転中止を勧める場合でさえ，「それほど言うなら止めてやるが，2 度とこの病院には（運転できないと）来られないからな」，「みかん畑から農協まで，誰がみかんを運ぶのですか？　我々に死ねと言うのですか」，「お父さんが運転できなくなると，私も免許を持っていないので，買い物にも役場にも行けなくなります」と，突然診察室に緊張が走りました．何か指針となるような研究がないか探していたところ，隣県の高知県で上村先生が全国に先駆けた研究を始めていることがわかりました．そこで，上村先生達と認知症の高齢者の運転実態の把握と運転中止後の支援に関する厚生労働省の研究班（2003 年 -2006 年）を立ち上げました．

　その後，本書にも執筆してくださった先生方や多くの研究者，警察関係者，司法関係者の地道な努力の結果，2017 年の 3 月に内容が大きく改正された道路交通法が施行され，認知症と自動車運転の問題は大きな節目を迎えたと思われます．しかしながら，10 年以上前に我々の研究班が指摘していた，運転中止後の十分な支援や少なくともグレーゾーンの対象への実車検査

の導入，認知症の運転リスクに関するエビデンスの構築は，まだまだ十分とはいえませせん．むしろ，地方では公共交通機関網が衰退し，高齢者を含む世帯の構成人数が減少し独居高齢者が急増するなど，社会の状況は厳しさを増しているようにも思われます．超高齢社会の中で，新オレンジプランにも掲げられているように認知症の方や高齢者の皆さんが住みなれた地域でその人らしい生活をできるだけ長く続けていくことができるように，読者の皆様が改めて高齢者の運転問題を考える機会にしてくだされば望外の幸せです．

2018 年 8 月

池 田　　学

I 総 論 編
── 知っておくべき基礎知識と医師の責務 ──

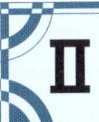

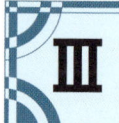

Ⅲ 展望編
── これまでの研究成果と今後の展望 ──

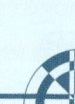

Ⅳ Q&A編
これだけは知っておきたい!!
実務で使えるポイント Q&A

I

総論編

── 知っておくべき基礎知識と医師の責務 ──

1 高齢者における運転可否判断と運転技能の評価法

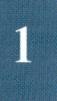

Point

- 人間の移動行動（モビリティ）の中でも，自動車による移動の役割は大きい．しかし加齢が自動車運転に及ぼす影響は大きく，交通事故リスクの高い高齢者には運転を断念してもらう必要が出てくる．
- 交通事故の潜在的リスク検出のための運転可否判断・評価手法には様々なものがあり，また，日常的運転行動の数量化も必要であることが明らかになっている．
- 運転可否判断の必要な対象者に実車評価まで行えるケースは少ないため，医療機関で行える検査を組み合わせて実車運転の良否を予想できる手法が求められている．
- 特に公共交通機関が少ない地域において運転断念は死活問題である．関連領域の専門家による学際的な運転可否判断手法と，運転断念後のモビリティ支援システムの整備が急務である．

1 超高齢社会とモビリティ

　人間の移動行動（モビリティ）は，日常生活全般に加え，就労を含む社会生活の維持のために必須の行動であり，運動制御における筋骨格筋の制御機構などの微視的レベルから都市間の移動などの巨視的レベルまでの様々な段階の人間の行動の機構が関わっている．自動車による移動は，地理的な条件や天候などの環境の影響を軽減させ，さらに体力の低下や疾患および障害を

JCOPY 498-32824

有する人々における機能低下を補うことが可能となり，しかもドアツードア
で移動できるという利便性を有している．一方，心身の機能低下は，交通事
故の原因となるため，交通事故リスクの高い運転者には運転を断念してもら
う必要性が生じる．

（1） 運転行動のモデル

運転行動の機構を考える場合に，わが国では認知・判断・操作の過程とし
て考えられる情報処理論的モデルがあり，その過程に機能低下や障害の影響
を考慮したモデルと運動エラーに関する情報処理＋情動モデル[1] などが考
えられる 図1 ．また，運動行動の Michon モデル[2] では，運転方略などか
ら運転操作の運動制御に関わるレベルまでの3段階の要素が相互連絡を
行っているモデルとして提唱されている 図2 ．

（2） U字型関数

わが国における交通事故はその件数において減少傾向を示しているもの
の，高齢者層の交通事故は増加傾向を示し，この原因としては，高齢者人口

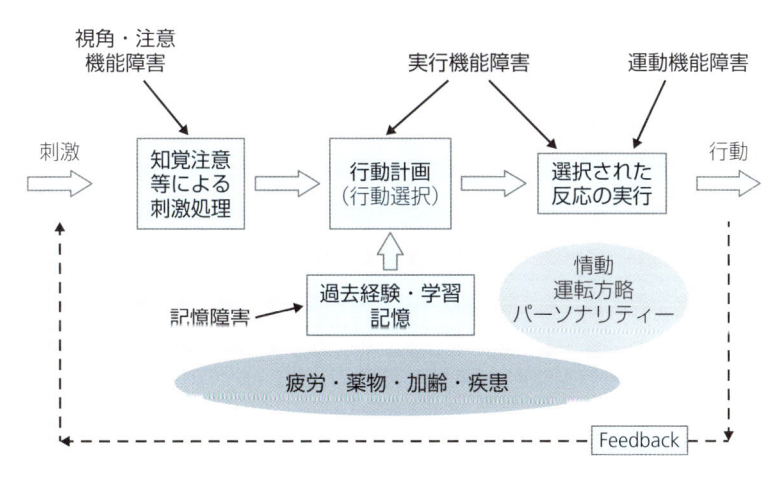

図1 運転エラーに関する情報処理＋情動モデル
（Rizzo M. The Brain on the Road. The Guilford Press. 2010[1]. に基づいて
交通事故総合分析センター（ITARDA）研究部での議論から改変・追加）

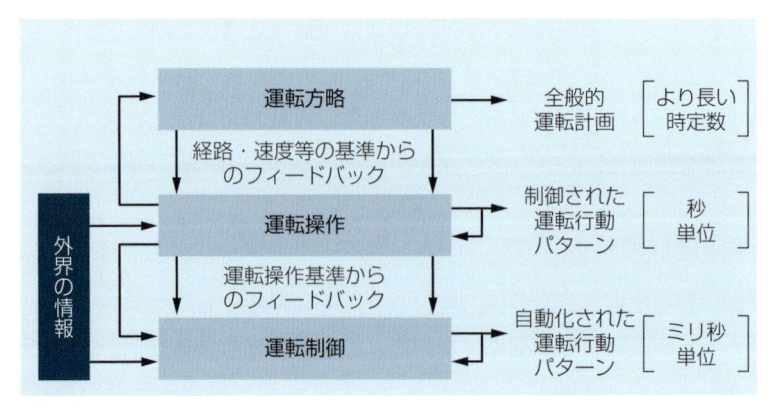

図2 運転行動の Michon モデル（Michon JA. Plenum Press. 1985[2]）にもとづき改変）

増加による運転者の増加がベースとしてあり，一概に高齢運転者が危険であるということにはならない．各種の交通事故統計によれば，交通事故年齢層別の件数は若年層と高齢者層に多い，Ｕ字型関数を示しているが，この傾向は欧米においても同様の傾向を示している．また，高齢者層の人口が他の年齢層に比して少ないことや走行距離も減少することから，集計方法によれば若年層よりも高齢者層が低くなるＪ字型関数になるという指摘もあるなど，加齢に伴う心身の機能低下に限らず様々な側面からの検討が必要である．

（3）加齢の影響

　運転行動への加齢の影響を各年代に共通して評価できるデータは稀少であるが，運転適性検査の基準値作成過程で得られたデータが示唆に富むものである[3]．

　運転適性検査は下位検査４種から構成されている。我々が使用しているメーカーの検査器において、その１種としてハンドル操作課題は，道路の曲率の変化をPCの画面に表現した場合での車線内の位置取りを，空間誤差と時間位相誤差から数量化した検査である。18～19歳の同種の検査結果を基準にした場合，50歳代までは遂行成績の向上が見られるが，70歳を超

えた時点からは空間誤差，時間位相誤差，共に増大する傾向を示している
図3．わが国において 30〜50 歳代での交通事故率が低いことを裏付ける
結果であると共に，70 歳代以降での遂行機能低下を示しており，交通事故
統計の結果と符合し，運転に及ぼす加齢の影響を示した基礎的データといえ
るものである．

　わが国最大の交通事故ビッグデータが交通事故総合分析センター（ITAR-
DA）に構築されており，そのマクロデータ（交通事故原票に基づくデータ
ベース）での分析が行われている．そのデータの中で運転者要因に関わる項
目の中から，交通事故の認知・判断・操作の各段階に相当すると判断された
交通事故の発生率を解析した報告[4]によれば，認知および操作に起因する
と推定される交通事故の比率は 2 倍を超えるものの，判断系の事故は 1.2
倍程度の比率であり，認知・操作系に比して判断系の機能低下が低いことは
習熟による効果を示唆するものとして注目される **図4**．

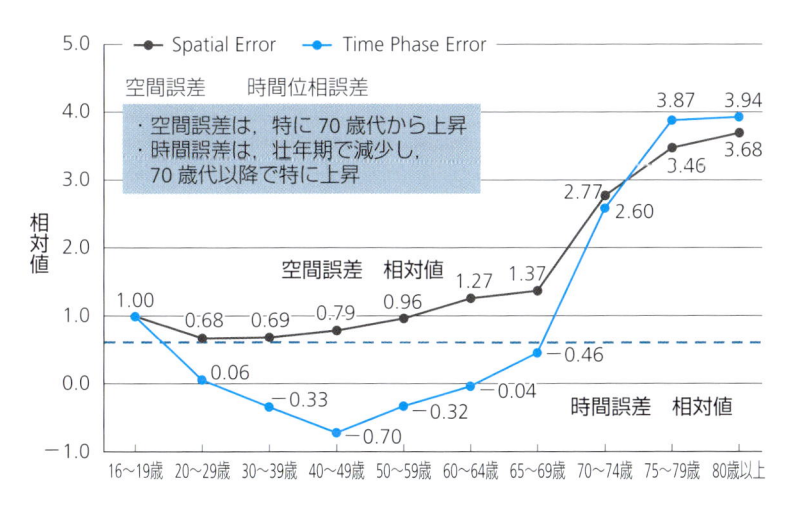

図3 ハンドル操作誤差にみられる加齢の影響
（タスクネット　高齢者講習における 4 輪用運転操作検査機材データ収集結果報告
書; 2001[3]）

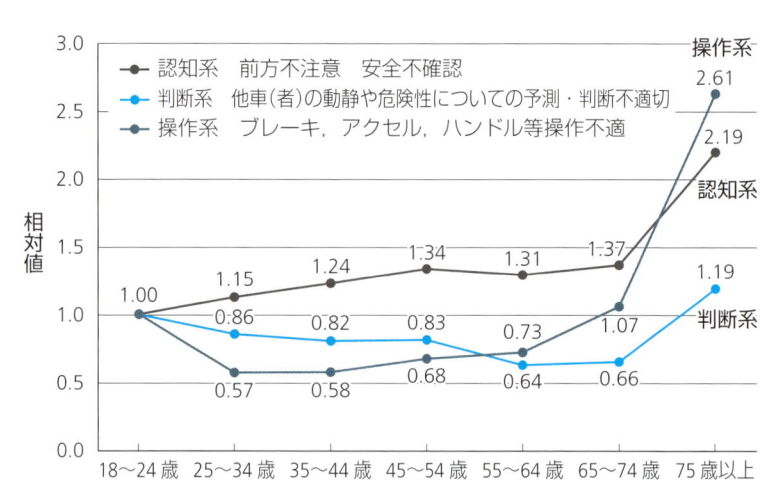

図4　人的要因に関わる死亡事故発生率：H19-28 第一当事者合計
認知・判断・操作の各要因による分類（ITARDA 交通事故データベース（マクロデータ））

② 高齢者や認知機能低下運転者に特徴的とされる事故の分析

（1）ペダル踏み間違い事故

　ITARDA データを対象として，ペダル踏み間違い事故の分析結果が報告されている[5]．その結果によれば，ペダル踏み間違い事故は，運転者の全年齢層において報告されており，高齢者においてのみみられる事故ではないことがいえる．同時に，年齢層ごとの事故件数における同事故の比率は 75 歳以下では 1～2％台を推移しているが，75 歳以上では 3％を超えており，高齢者におけるペダル踏み間違い事故が多いのも明らかである．

　また，ペダル踏み間違い事故当事者の認知機能の研究によれば，踏み間違い事故と，年齢，性別，認知機能検査（MMSE，TMT，時計描画検査）に関するオッズ比を指標とした分析から，年齢と時計描画検査結果が有意な指標という結果であった[6]　**表1**．時計描画検査で機能低下がみられるのは，MMSE など他の検査においても低い点数を示すなど認知機能全般が低下し

表1 ペダル踏み間違い事故と認知機能 (Freund; 2008)

	基準群	対象群	オッズ比	p値
年齢	65-72	84-89	**6.1**	p＜0.05
性別	男性	女性	1.18	n.s.
MMSE	基準群	基準値以下	0.53	n.s.
TMT A検査	70% ile 以上	平均以下	3.42	n.s.
TMT B検査	70% ile 以上	平均以下	1.92	n.s.
時計描画検査	基準値内群	機能低下群	**10.04**	p＜0.05

たケースが多く，筆者の臨床経験からは，時計描画検査のみで日常的に運転を行っている高齢者などのペダル踏み間違い事故を事前に検出することの感度は低いものと思われる．

(2) 高速道路における逆走事故

高速道路における逆走事故に関しても，全年齢層で発生していることと，高齢者，特に75歳以上において発生率が高いことはペダル踏み間違い事故と同様の傾向を示している．ITARDAのマクロデータの分析によれば，高速道路における人身事故件数に対するわが国における逆走事故件数は0.22%となり，この値は，米国ミシガン州での同事故の発生率と同様の値といえる[4]．高速道路の逆走事故の運転者に関する認知機能などのデータはかなり少ないが，自験例に対するインタビューでは，運転者は，パトカーに停止を求められるまでは全く逆走に気づかずに走行しており，MMSE検査も20点を下回るなど認知機能全般の低下がみられているケースであった．周囲の人々は，認知機能低下に気付いてはいたものの，運転中止の判断には至っていなかった．

ペダル踏み間違い事故，逆走事故のいずれにおいても潜在的リスクの検出の方法はいまだに得られておらず，さらなる検討が必要である．

(3) 認知症患者の運転行動の特徴

認知症患者の運転の特徴として，次のような行動が指摘されている[7]．

① 運転経験のあるルートで道に迷う
② 走行場面に合わせた速度調節能力の低下（速度超過，および周囲への影響を無視した低速走行）
③ 確認能力の低下（車線変更や後退時など）
④ 車線内の左右方向の不適切な走行位置
⑤ 交通標識検出能力の低下
⑥ 信号無視

　運転可否判断の主要な目的の一つは，このような危険運転を行う潜在的リスクを有する運転者を事前に同定し，交通事故の予防を行うことであるが，その潜在的リスク検出のための方法について概説を試みる．

③ 交通事故の潜在的リスク検出のための運転可否判断と評価手法

（1）運転シミュレータ条件下での脳機能研究

　運転シミュレータを用いて，運転操作を行っている条件と，走行時の画面の観察のみを行う条件との比較などに基づいて，fMRIやPETなどによる脳機能画像による研究が行われており[8, 9]，小脳，感覚運動野，後頭葉，頭頂葉，前頭葉などの賦活が示されている．また，運転経験の有無による2群間比較[10] において，小脳の灰白質の容積が異なるという研究も報告されている．

　fMRIやPETなどに比して，近赤外光脳機能計測（fNIRS）を用いる研究ではより日常的運転に近い条件での脳機能評価が期待できる．酸素化ヘモグロビンを指標として運転シミュレータ操作時の脳損傷患者の脳血流分析からは，右前頭葉，右頭頂葉，左側頭頂葉の活動の賦活が示されている[11]．fNIRS法には，分析対象が皮質レベルに限定されることや頭部運動による皮膚血流変化の影響を受けるなどの問題が指摘されている．

JCOPY 498-32824

(2) 実際の運転場面やその直後におけるリアルタイム性の高い
脳機能研究

　実際に運転する際の脳機能画像計測は多くの制約があり，なかなか実現できていないが，実際の運転を行う条件と，他者の運転に同乗し同じコースの走行を観察するという条件の比較を PET によって脳血流測定行った結果では[12]，後頭葉，感覚運動野，楔前部，小脳の活動に差異が見られるという結果であった．

　運転のバイオマーカーというべき指標が求められているが，さらなる検討が必要である．

(3) 神経心理学的検査

　運転行動の情報処理論モデルにおいて，そして知的機能の構成要素としても認知機能は運転において根幹となる機能である．認知機能評価には各種の神経心理学的検査が用いられるが，認知機能低下のスクリーニングとして用いられる MMSE 検査のみで運転可否判断を行うには十分ではなく[13-14]，他の検査を併用する必要がある．また，運転適性検査における神経心理学的検査の有効性の検証には，評価のアウトカムとして実際の運転行動を組み入れる必要がある．

　運転可否判断に多用される検査として，Trail Making Test（TMT）が挙げられる[15]．しかしながら，実践的な評価指標として運転シミュレータ検査や実車運転評価結果との関連性の分析からは，TMT 検査の良否との関連性は限定的であった[16]．

　複数の検査を組み合わせた神経心理学的検査バッテリーによる評価と実車走行を目的変数とした神経心理学的検査の予測性についての検討が行われている[17]．この研究では，視空間機能検査〔線分方向判断，視覚形態弁別検査，積み木（WAIS），Rey-Ossterreith 複雑図形〕，実行機能検査〔Trail Making Test A and B，絵画配列（WAIS），ウイスコンシンカードソーティング検査〕，注意と集中力の検査（符号検査（WAIS）〕，記憶検査〔音声言語学習検査（Rey）〕が用いられた[17]．単変量解析では，ほとんどの検

査と実車評価の良否と有意な相関が認められたが，実車走行の良否を目的変数としたロジスティック回帰分析の結果では，Rey-Ossterreith 複雑図形のみが抽出されたという結果であるが，より適切な検査バッテリーの開発や実車運転行動の評価，そして交通事故発生との検討も課題となる．

　神経心理学的検査は病院内で検査を行うことができるとはいえ，複数の検査を実施するには，検査時間が長くなり，患者・被験者に疲労の影響や精神的緊張を強いることともなる．交通事故リスク検出のために感度・特異度ともに優れた検査バッテリー開発が必要である．

（4）運転シミュレータによる運転適性検査

　運転シミュレータには，詳細な交通場面の CG を用い，さらにプログラムを組むことで測定の目的や地域特性に合わせて交通場面の再現が可能な比較的大型の装置と，PC ゲームなどに用いる小型のハンドルとペダルを用いる簡易型で比較的廉価な運転適性検査主体の装置とに大別できる．

　運転シミュレータを運転適性検査器として使用する場合に，警察庁仕様に基づく検査構成と基準値を用いることができる．この基準値によって，一度の検査結果から運転技能を推定することができる．この基準値用データは 20〜70 歳代までの健常男女各 100 名，2000 名を超えるデータから構成され，妥当性と信頼性は比較的高いと考えられるが，このデータは 2001 年頃に取得されているため，現在の高齢者にも当てはめられるのかはいずれ検討する必要があろう．

　この仕様による検査は，①単純反応時間検査：画面中央に提示の黄色刺激でアクセルペダルを離す，②選択反応時間検査：視覚刺激 3 種が画面中央に提示され，アクセル off，ブレーキペダル操作，アクセルを踏んだままで維持する 3 種類から構成されている．また，③ハンドル操作検査：連続的に曲率が変化する曲線路をハンドル操作で追従する課題，④複数作業検査：前記の②と③を同時実施するマルチタスク検査で，路上での運転行動をより反映した課題，から構成されている．

　この検査データの年代毎の平均と標準偏差のグラフ **図 5** によれば，加齢に伴い，反応時間が延伸し，単純反応，選択反応，そして複数作業課題と認

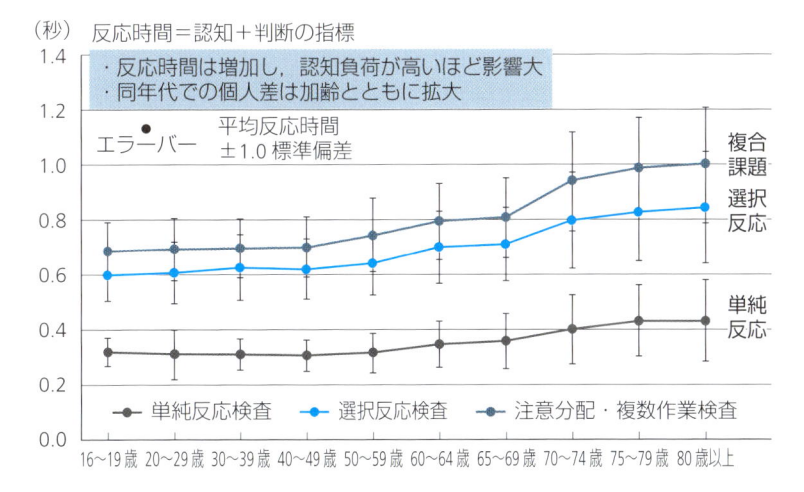

図5 平均反応時間にみられる加齢の影響
(タスクネット. 高齢者講習における4輪用運転操作検査機材データ収集結果報告書. 2001[3])

知負荷が高まるほど平均と共に標準偏差も増加しており，加齢によって個人差が大きくなることを示している．加齢が即ち運転機能低下となるという先入観によらず，患者や対象者の個別性に対応した運転可否判断の評価や支援策が必要である．

（5）実車運転評価

認知機能評価，そして運転適性検査はいずれも運転可否判断に必要な要素であるものの，これらの結果から患者やその家族に運転機能の低下を指摘しても，理解を得られにくい．その点で実車運転評価は，実際の交通環境での運転を評価できることに加え，患者やご家族からの納得が得られやすい傾向があり，運転可否判断において重要な評価法である．

実車運転評価には，条件統制や再現性が求められ，基準となる一定のコースを走行する条件と，対象者の条件に合わせてコースを設定する場合がある．一定のコース設定を行う方法として，①自動車教習所内の一定のコース走行，②自動車教習所外の一般道の一定のコース走行条件があり，また，対象者の生活空間での評価から高速道路や混雑した交差点を含む実践的な一般

道の一般路上での評価方法などがある.

　認知機能低下高齢者の実車運転行動に関して, 一般的高齢運転者に比して「適切な車線を維持する」行動がその識別に有効な因子として抽出されている. また, 運転エラーに関して, 一定のコースでの一般道路走行とコース限定をしない日常的運転行動には有意な相関が示されたことが指摘されている[18, 19].

　運転中に発生した危険挙動として取り上げられた行動に関して, 一定のコース走行と日常的な運転行動の双方において「死角の確認」が最も典型的な行動であり, その他にも, 確実な停止ができない, 車線を維持しにくい, 周囲の状況の認識が低下, そして速度調節の不適切さ, が危険挙動として抽出されている. これらの結果は, 運転行動の情報処理論モデルの構成要素の中で, 認知系と判断系の危険運転への関与が示唆されているものと考えられる[13].

４　日常的運転の評価の手法

　前述の実車運転評価において, 日常運転時の運転エラーの危険度は, 一定コース走行よりも高い値を示したことから, 一過性の実車運転評価だけではなく日常的運転行動の数量化のための手法が必要である.

（1）当事者による自己評価と運転の自己規制

　臨床現場において, 神経心理学的検査や運転適性検査から運転技能低下やその可能性を指摘した場合, 患者諸氏の反応としては, 落胆や, 無反応, そして評価に対する異論・反論などがみられる. その中で運転状況を伺うと, 安全運転であることを自信をもって主張される場合もあるが, 運転に関する自主規制が報告される例がある. その具体例には, 運転の機会自体を減らす, 混雑した道路や時間帯, 夜間, 荒天時, 高速道路の利用, 不慣れな道路, などを運転しないなどが挙げられる.

　これらの運転方略に関しては, 認知症およびMCIの運転者は, 健常群に比して, 見知らぬ地域や高速道路を避ける, 右折を避けることなど, より認

知的負荷が高まった運転場面を避けていることが報告されている[20] のは興味深い.

このような自主規制は, 運転者の認知機能が関わることが指摘されているが, 交通事故リスクや運転技能低下の自覚が運転行動に反映したものと考えられ, 現在の運転能力を推定する上で聴取すべき重要な評価項目と考えられる.

(2) 家族など, 当事者の運転に同乗経験者による評価

運転シミュレータによる運転適性検査, そして実車運転評価は, それらの検査測定時における運転行動であり, しかも短時間の運転行動に対する評価を行っていることになる. たとえば, 各種検査場面においては普段の運転とは異なった模範的な運転操作を行うことは可能であり, 日頃の長期的な運転行動の評価は運転可否判断の重要な根拠となる.

日頃の運転行動を評価するのにふさわしい方法の一つは, 家族や友人などの同乗者に対する聞き取りであり, それらの者による運転行動数量化尺度 FTDS が開発されている[21]. この検査は, 実車運転評価を目的変数とした研究から, 項目反応理論によって運転行動を 3 段階に分類できるものであるが, 我々は Classen 教授らと共同で同尺度の日本語版 FTDS-J を開発し[22], 運用を行っている. パイロットスタディの結果からは, 事故リスクの高い運転者, やや問題のある運転者, 現時点で問題のない運転者が分類されており, その比率は米国と同様の傾向を示しているが, さらに検証作業を行っており, 運転可否判断の有力な指標となると考えられる.

⑤ 臨床現場における各種指標の総合的評価による予測性

運転可否判断は, 道交法に規定されたいわゆる "一定の病気に係る免許の可否" の対象となる疾患に該当しない運転者で, MCI やその他の認知機能低下を示す高齢者, そしてごく初期の認知症が疑われる高齢者において特に必要であると同時に, 検査等を実施することが最も困難な対象でもある. これらの対象者は, 医療機関での診断と連携して行われる必要があるものの,

運転可否判断において有力な実車評価まで行えるケースは少ない．そこで，医療機関で実施できる検査の組み合わせから実車運転の良否を予測できる手法が求められる．

　臨床場面で運転評価の成績を予測する手法が検討され，問診，神経心理学的検査，運転シミュレータの3種の各検査の下位検査を説明変数，実車運転の成績を目的変数としたロジスティック回帰分析において，神経心理学的検査，運転シミュレータ，そして問診（CDRなど）の順で予測性が高いという結果であった[23]．アルツハイマー病患者を対象とした場合，実車運転の良否を判別分析とROC解析で検討したところ，最適なカットオフポイントに設定できれば92.7%という高い予測性を得たことが報告されている[23]など，複数の手法を組み合わせることの有用性が示され，わが国においても同様の手法を検討するためにも実車評価の数量化手法の開発が求められる．

⑥ 運転可否判断と運転中止の影響および支援の必要性

　運転可否判断に必要な検査を担当する中で対象者への面接からは，運転目的は，買い物，通院，社会的活動などの生活の基盤に関わっており，高齢世代において自動車運転は非常に利便性が高く，特に公共交通機関が少ない地域には，運転断念が死活問題となる．また，運転断念によって，種々の健康指標が悪化するという報告もあることから，代替交通手段の情報提供が必須であり，ここにも多くの関係領域の専門家による支援とそれらの活動を支える社会的基盤の整備が急務である．

　超高齢社会のわが国において，運転可否判断に関する医師の診断書が求められる場合が増えているが，運転可否判断のゴールドスタンダードといえる手法がない現在においては，関連する領域の専門家による学際的な運転可否判断と，運転断念後のモビリティ支援の双方が必要である．米国で組織されている医療諮問委員会（MAB）をより発展させた（仮称）モビリティ支援委員会（MoAB）として各領域の専門家による運転可否判断を行うシステムがわが国において有用と考えられる 図6 ．

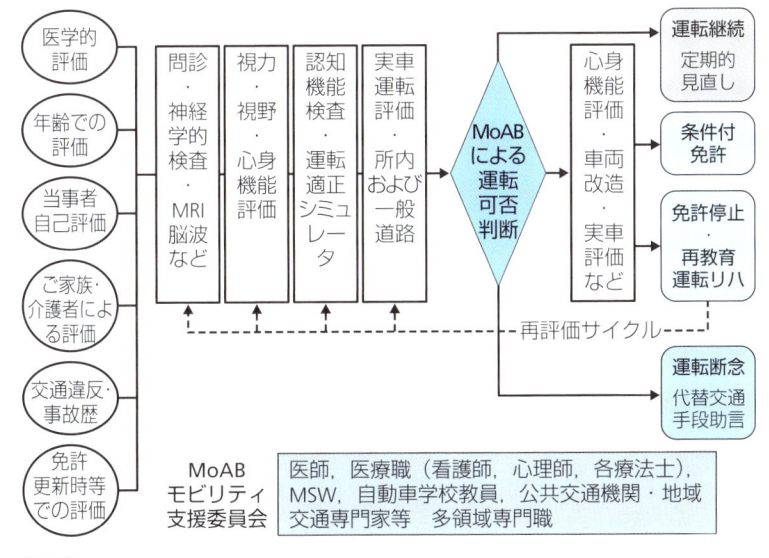

図6 仮称モビリティ支援委員会　概念図

7 結語

　高齢者の運転可否判断において多くの解決すべき課題があるが，この問題は，高齢者や高次脳機能障害者など医療的ケアが必要な人々，交通事故傾性を有する運転者に限らず，運転経験を積んだ一般運転者を含む運転者全体の再教育，運転期間延伸のための運転リハビリテーションの展開，そして運転断念後のモビリティ支援を生涯を通じて継続して行うシステムを構築する中で解決に至ることができると考えられる．

◆ 文 献

1) Rizzo M, Kellison IL. The Brain on the Road. In; Marcott TD, Grant I, Ed. Neuropsychology of everyday functioning, Chapter 7, The Guilford Press; 2010.

2) Michon, JA. A critical view of driver behavior models: What do we know, what should we do? In; Human Behavior and Traffic Safety, Proceedings of a General Motors Symposium on Human Behavior and Traffic Safety. New York; Plenum Press; 1985.

3） タスクネット. 高齢者講習における 4 輪用運転操作検査機材データ収集結果報告書. 2001.

4） 堀川悦夫. 高齢者における交通事故リスクとモビリティ支援. 交通事故総合分析センター設立 25 周年記念フォーラム研究発表資料, 2017.

5） 平川晃洋. アクセルとブレーキの踏み間違い事故の特徴と対策. 交通事故総合分析センター　設立 25 周年記念フォーラム, 研究発表資料; 2017.

6） Freund B, Colgrove LA, Petrakos D, et al. In my car the brake is on the right: Pedal errors among older drivers. Accident Analysis and Prevention. 2008; 40: 403–9.

7） Eby DW, Maintaining safe mobility in an aging society. CRC Press; 2009.

8） Walter H, Vetter SC, Grothe J, et al. The neural correlates of driving. Neuroreport. 2001; 12: 1763-7.

9） Horikawa E, Okamura N, Tashiro M et al. Neural correlate of driving performance identified using PET. Brain & Cognition. 2005; 58: 166-71.

10） Sakai H, Ando T, Sadato N, et al. Greater cerebellar gray matter volume in car drivers: an exploratory voxel-based morphometry study. Scientific Reports. I 7: 46526 I DOI: 10.1038/srep46526www.nature.com/

11） 渡邊 修, 武原 格, 一杉正仁, 他. 脳損傷者の自動車運転中の脳血流動態—機能的近赤外分光法による計測—, 日本職業・災害医学学会誌. 2011; 59: 238-44.

12） Jeong M, Tashiro M, Singh LN, et al. Functional brain mapping of actual car-driving using ［18F］ FDG-PET. Ann Nucl Med. 2006; 20: 623-8.

13） Joseph PG, O'Donnell MJ, Teo KK, et al. The mini-mental state examination, clinical factors, and motor vehicle crash risk. J Am Geriatrics Society. 2014; 62: 1419-26.

14） Frittelli C, Borghetti D, Iudice G, et al. Effects of Alzheimer's disease and mild cognitive impairment on driving ability: a controlled clinical study by simulated driving test. Int J Geriatric Psychiatry. 2009; 24(3): 232-8.

15） Elkin-Frankston S, Lebowitz BK, Kapust LR, et al. The use of the Color Trails Test in an assessment of driver competence: Preliminary report of a culture-fair instrument. Arch Clin Neuropsychol. 2007; 22: 631-5.

16） Horikawa E, Morizono R, Koga A, et al. Elderly driving behavior and cognitive functions -Analysis of license renewal course data. IATSS Research. 2009; 33: 18-26.

17） Bliokas VV, Taylor JE, Leung J, et al. Neuropsychological assessment of fitness to drive following acquired cognitive impairment. Brain Injury. 2011; 25: 471-87.

18） Ott BR, Padantonatos GD, Davis JD, et al. Naturistic validation of an on-road driving test of older drivers. Human Factors. 2012; 54: 663-74.

19） Davis JD, Padantonatos GD, Miller LA, et al. Road test and naturistic driving performance in healthy and cognitive impaired older adults: Does Environment matter? J Am Geriatric Society. 2012; 60: 2056-62.

20） O'Connor ML, Edwards JD, Bannon Y. Self-rated driving habits among older adults with clinically-defined mild cognitive impairment, clinically-defined dementia, and normal condition, Accident Analysis and Prevention. 2013; 61: 197-202.

21) Classen S, Winter SM, Velozo CA, et al. Item development and validity testing for a Safe Driving Behavior Measure. Am J Occupational Therapy. 2010; 64: 296-305.

22) 堀川悦夫, 河野直子, 岩本邦弘, 他.「認知症及び認知機能低下高齢者の運転に関するご家族による評価尺度日本語版の作成 3」, 第 36 回日本認知症学会. 2017.

23) Piersma D, Fuermaier ABM, de Waard D, et al. Prediction of fitness to drive in patients with Alzheimer's disease, Plos One. DOI: 10.1371/journal.pone.0149566 February 24, 2016.

〈堀川悦夫〉

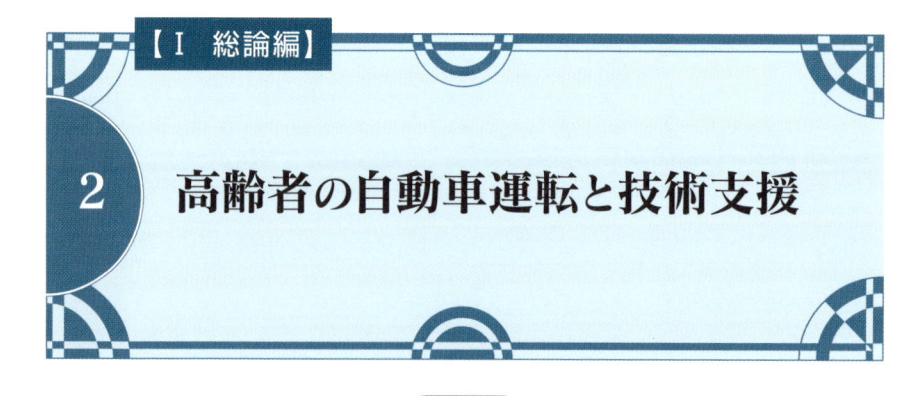

Point

- ●高齢者の自動車運転にまつわる技術的支援の紹介.
- ●ドライブレコーダ等による運転特性の記録.
- ●先進安全自動車による運転支援.
- ●超小型電気自動車の活用.
- ●自動運転技術を用いた高度運転支援.

■ はじめに

　高齢化の進む日本では，高齢ドライバー数も増加の一途をたどり，交通事故の第1当事者になるケースも増加してきている.加齢により運転能力が徐々に低下していったり，認知症等の病気により急激な運転能力低下などの状況をみるに，適切な時期に運転断念に移行したり，技術による運転支援等をうまく使っていくことが求められていく.本稿では，高齢者の運転の問題に対して，工学技術の面からのアプローチについて，いくつかの事例を紹介していく.

① 高齢者の運転特性

　ドライバーの運転特性を記録するものとして，ドライブレコーダがある.元々は事故を記録するものとして開発され，急ブレーキ等のトリガによって一定時間記録が残るものであったが，最近は常時記録のものも増えてきた.

常時記録であれば，高齢運転者がリスクに気づかずブレーキを踏まなかった場合でも記録が残り，そういうデータを分析することにより，運転特性の評価が可能となる．さらに最近では，画像処理により，前車との追突防止警報や車線逸脱警報などの安全機能を有したドライブレコーダも市販されるようになっている[1]．

実車での運転評価はリスクを伴うので，運転シミュレータが様々な評価等に活用されている．以前は画像の表現がいまいちであったが，最近は高度なCG画像となり，臨場感を増している．本格的なモーション付きから，ゲームに近いシンプルなものまで色々なタイプがある．

最近の話題としては，AR技術を活用して，実車ながら前方は画面として，そこにカメラ映像とCGを重ねて表示させることで，危険にさらすことなく様々な場面を設定して運転特性評価を可能にしたものもある[2]．

② 先進安全自動車

自動車の安全技術は，これまでは衝突安全というぶつかっても乗員保護をするような技術が進化してきたが，これからは事故そのものを回避するような予防安全技術に力が入るようになってきている．国土交通省は25年前から先進安全自動車（ASV）[3]のプロジェクトを実施してきており，5年1期として，現在6期目に入っている．今では自動ブレーキは当たり前のものになっているが，元々は被害軽減ブレーキの名称で開発され，ドライバーが過信するのを防ぐために，衝突回避はせず，被害を軽減する設計とするというガイドラインがあった（その後，海外勢の展開により，衝突を回避する自動ブレーキとなっていったという経緯がある）．

ASVの技術は多種多様であり（その詳細は国土交通省ホームページ[3]を参照されたい），最近では，ペダル踏み間違えによる誤発進防止装置や車線逸脱防止装置なども市場投入されており，今後はドライバーが意識を失ったら適切に止めるというデッドマン装置の開発も進められている．

ASVは高齢者に特化したものではなく一般向けの予防安全技術であるが，高齢ドライバーの事故にも有効なものが多く，最近は安全運転サポート車

（サポカー）の名称で広めていこうという動きが始まっている．なお，この種の安全装置は作動条件や作動範囲があり，それに適合しないとうまく機能してくれないので万能ではなく，装置に頼るのではなく，日頃から安全運転を心がけることが最も重要である．

国土交通省では，今後の車両安全対策についても5年ごとに検討会[4]を開いており，ASVの装置の市場導入により交通死亡事故がどれだけ減じられるかについての推計も行っている．

知事連合の高齢者にやさしい自動車開発等の 超小型車活用

2009年から，全国36道府県の知事が賛同して知事連合で高齢者にやさしい自動車開発プロジェクト[5]が実施された．そこでは，過去の事故実態を分析し，高齢者1万人の使用実態や困りごとに関するアンケートを実施し，その分析から，比較的元気な高齢者向けのASV装置付きの車両と，加齢による衰えにより高速道路は使わず近隣移動に特化した使用目的の層のための小型2人乗り車の2種の車両の提案を行った．後者については，デザインコンテストも実施し，福岡県朝倉市において，国土交通省の環境対応車を活用したまちづくりの事業の一環として1〜2人乗り超小型電気自動車の実証実験を行った．その結果，日常生活のための近隣移動のためには小回りの利く運転しやすい超小型電気自動車で30km/h程度でゆっくり走るのが便利で快適であるとの意見を多数得た．この流れを受けて，国土交通省では2013年から超小型モビリティの認定制度を始めた（この認定制度は，条件を満たせば軽自動車の基準の一部緩和を認めるというもので，高齢者用途に限らず，速度も70km/h程度まで出せる車両が多い）．

筆者の研究室では，1990年代後半から，このような超小型電気自動車を高齢者向けに使うことを取組んできており，シルバービークルと称する試作車の試走，タウンモビリティと称する社会実験を秋田県鷹巣町（当時）で実施したり，茨城県や福井県でもモニター実験を実施してきた．最近では，千葉県柏市 **図7** や愛知県豊田市足助地区[6]で，地域の特性に合わせた改造を

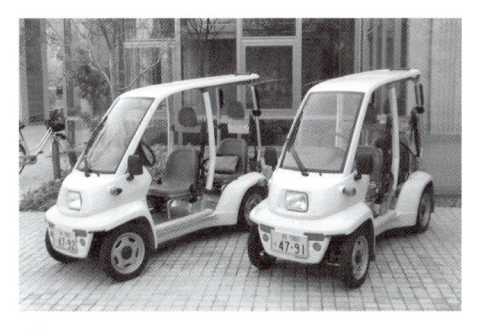

図7 超小型モビリティ認定車両（柏市）

行っていくことで，より幅広い使い道が得られ，高齢者層から強い支持を得ている．

　超小型電気自動車を 30km/h 程度で走らせるメリットとしては，小型軽量のため，取り回しがしやすく，万一事故を起こしても，運動エネルギーが軽自動車に比べて 1/10 以下にできるため加害性が低くでき，幅が小さいので事故の回避にも有利である．逆にデメリットとしては，衝突に対して衝撃吸収性能が低いため，被害度は大きくならざるを得ない．最近の事故の問題を見ていると，他者への加害性を気にする家族の声が強く，近隣移動であれば，この種の低速の超小型電気自動車でもモビリティ確保には有効と考えられる．

④ 自動運転技術の適用研究例

　最近，自動運転の話題がマスコミに取り上げられることが多く，近未来に完全自動運転が実現するとの期待も強い．完全自動運転になれば，高齢ドライバーの事故の問題は解決するのかもしれないが，どんな交通環境でも自動で走らせるためには技術の格段の進化が必要であり，当面は高速道路等でのレベル 2 と呼ばれる部分自動運転で，運転者責任となるので高度運転支援といった方が正確である．

　完全自動運転に向けた技術開発は進められていくが，そこで開発された要素技術を運転支援に振り向ければ，早期に安全な運転が可能な車両が実現で

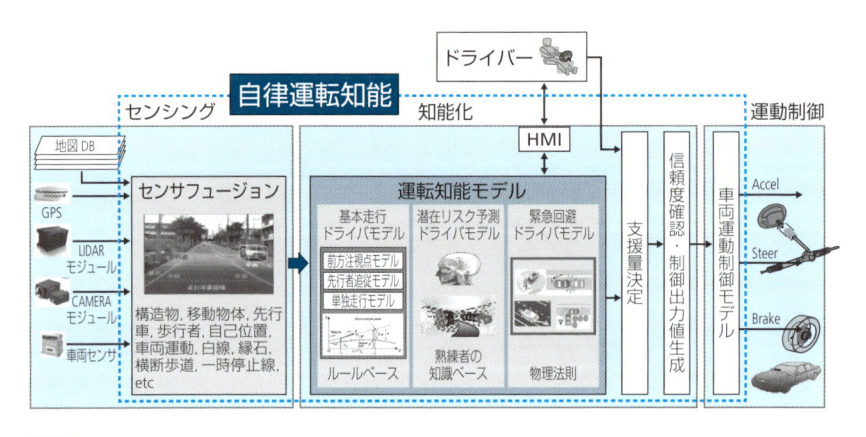

図8 JSTs イノベの開発コンセプト図[7]

きるはずで，筆者も加わる JSTs イノベの自律運転知能を用いた高度運転支援システムのプロジェクト[7] が実施されている．2011 年から 9 年プロジェクトとして，自動運転化を狙うのではなく，運転者と機械が協調して安全に動かすものを目指しており，世の中の動向によってブレずに開発を進めている．構成は **図8** のようになっており，自動運転を実施しうる要素技術が車両側に存在し，それの出力と運転者の操作が組み合わさって車は動く．この自律運転知能は，熟練ドライバーの知識を有し，先読み運転によりリスクに近づかないような制御を行い，高齢ドライバーの運転に介入していく．高齢ドライバーの運転が正しければ介入はなされず，不安全になると介入の度合いを増す．公道走行できるレベルのプロトタイプが完成し，これから FOT（フィールドオペレーショナルテスト）を実施し，改良を重ねて，市販に結び付けていく予定である．

　この他，名古屋 COI でも同様な高度運転支援の実現への取り組みを行っており，ドライバーの特性に合わせた個別適合を目指している．

■ おわりに

　高齢者の運転にまつわる話題で，特に工学技術が関わるものをいくつか紹介してきた．この他にも様々な取組みがなされており，技術開発はますます進化していくので，遠い将来には完全自動運転が達成されて高齢ドライバー

の事故の問題は過去の話題になる日がくるかもしれない．しかしながら，当面は現状の技術をうまく活かした形で，より安全な交通を実現していくことが望まれる．

◆ 文 献

1) たとえば，JAF メイト. 安全運転支援付きドライブレコーダ　ドラドラ 6. JAF ホームページ.
   〈http://www.jafmate.co.jp/dr/dd06/〉
2) 日本自動車研究所. JARI-ARV. 日本自動車研究所ホームページ.
   〈http://www.jari.or.jp/tabid/139/Default.aspx〉
3) 国土交通省. 先進安全自動車. 国土交通省ホームページ.
   〈http://www.mlit.go.jp/jidosha/anzen/01asv/aboutasv.html〉
4) 国土交通省. 交通政策審議会自動車部会技術安全ワーキング報告書. 国土交通省ホームページ.
   〈http://www.mlit.go.jp/report/press/jidosha07_hh_000214.html〉
5) 知事連合. 高齢者にやさしい自動車開発プロジェクト. 福岡県ホームページ.
   〈http://www.pref.fukuoka.lg.jp/contents/koureisha-jidousha-project.html〉
6) とよたの山里コムスサークル.〈https://tyev.jimdo.com/〉
7) 高齢者の自立を支援し安全安心社会を実現する自律運転知能システム. 東京農工大学ホームページ.〈http://web.tuat.ac.jp/〜s-innova/〉

〈鎌田　実〉

3　高齢運転者対策の経緯と改正道路交通法のポイントならびに施行状況

Point

　高齢運転者対策を主な内容とする改正道路交通法が，平成29年3月12日から施行され，75歳以上の者が更新時に受検する認知機能検査等で「認知症のおそれ」がある第1分類と判定された場合は，医師の診断を義務付けられた.

① 高齢運転者による交通事故の発生状況

75歳以上の高齢運転者による交通死亡事故はこの10年間でほぼ横ばい

表2　75歳以上の高齢運転者による死亡事故件数および構成比

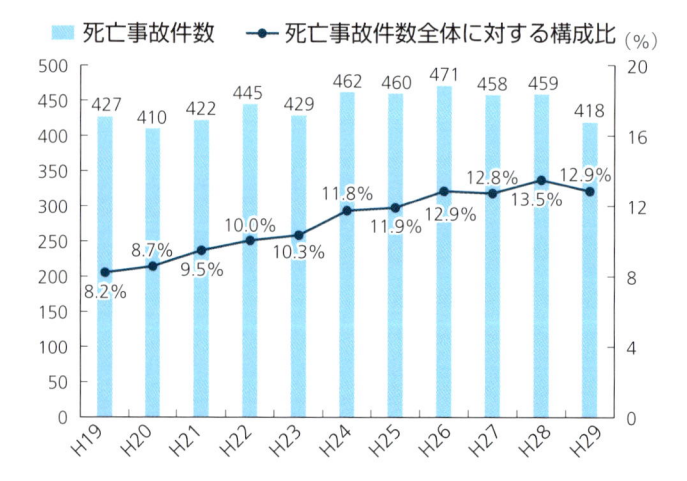

死亡事故件数　死亡事故件数全体に対する構成比 (%)

	H19	H20	H21	H22	H23	H24	H25	H26	H27	H28	H29
死亡事故件数	427	410	422	445	429	462	460	471	458	459	418
構成比	8.2%	8.7%	9.5%	10.0%	10.3%	11.8%	11.9%	12.9%	12.8%	13.5%	12.9%

JCOPY 498-32824

表3 原付以上第1当事者の年齢層別免許人口10万人あたり死亡事故件数

（件／免許人口10万人当たり．2017年12月末の運転免許保有者数で算出）

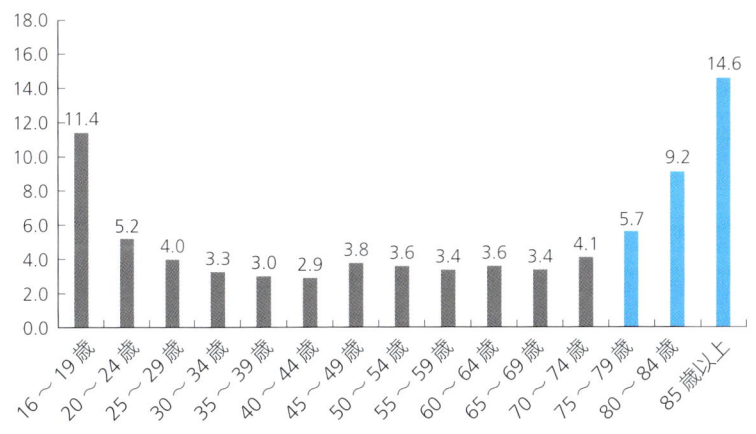

であるが，全体の交通事故死亡事故件数が減少している中，高齢運転者による死亡事故件数の死亡事故全体に占める割合は，増加傾向である．また，75歳以上の免許保有者10万人当たりの死亡事故件数（2017年）は7.7件と，全年齢の平均値3.7件に比して多い状況である．

②　道路交通法における高齢運転者対策の経緯

　高齢運転者が年々増加していることや，高齢運転者は身体機能が低下しており，また，若年者と比較して事故情勢も厳しいことから，20年以上にわたり道路交通法の改正が行われ，高齢運転者対策が講じられてきた．

　これまでの改正の主な目的として，高齢運転者による事故を防ぐため，身体機能が低下している高齢運転者に対して，身体機能等のチェックを行う機会をより多く確保すること，高齢者の身体機能等の特性を踏まえてきめ細かく各種指導を行うことなどがあげられる．

　その一方，高齢運転者が安全かつ快適に運転できる道路交通環境が整備され，高齢者が自らの安全を考えて運転を終えたいとの要望に応える自主返納制度の整備が行われるなど，高齢運転者を支援する制度の充実が図られてきた．

平成 5 年改正
○　71 歳以上の免許証有効期間を 3 年間に据置き
※71 歳未満の優良運転者の有効期間は 5 年に延長　　　　　　（1994（平成 6）年 5 月 10 日から施行）

平成 9 年改正
○　75 歳以上の運転者に高齢運転者標識表示の努力義務　　　　（1997（平成 9）年 10 月 30 日から施行）
○　運転免許証の自主返納制度の導入　　　　　　　　　　　　（1998（平成 10）年 4 月 1 日から施行）
○　75 歳以上の運転者に対する高齢者講習の導入　　　　　　　（1998（平成 10）年 10 月 1 日から施行）

平成 13 年改正
○　高齢者講習および高齢運転者標識表示の努力義務の対象年齢を 70 歳以上に拡大
○　運転経歴証明書制度の導入　　　　　　　　　　　　　　　（2002（平成 14）年 6 月 1 日から施行）
※　免許の欠格事由の見直し（痴呆（現・認知症）等は取消しの対象）

平成 19 年改正
○　75 歳以上の運転者に対する認知機能検査の導入　　　　　　（2009（平成 21）年 6 月 1 日から施行．
　　　　　　　　　　　　　　　　　　　　　　　　　　　　　平成 21 年改正により見直し）
○　75 歳以上の運転者に対する高齢者運転標識表示の法的義務　（2009（平成 21）年 6 月 1 日から施行）

平成 21 年改正
○　高齢運転者標識表示の法的義務の見直し　　　　　　　　　（2009（平成 21）年 4 月 24 日から施行）
○　高齢運転者等専用駐車区間制度の導入　　　　　　　　　　（2010（平成 22）年 4 月 19 日から施行）

平成 27 年改正
○　臨時認知機能検査・臨時高齢者講習の導入（75 歳以上）　　（2017（平成 29）年 3 月 12 日から施行）

図 9　高齢運転者対策に係る道路交通法改正の主な経緯

③　認知機能検査

（1）　道路交通法における認知機能検査

　道路交通法では，運転免許の更新期間が満了する日における年齢が 70 歳以上の者については，更新期間が満了する日の 6 カ月以内に，高齢者講習の受講が義務付けられている．また，同様に 75 歳以上の者にあっては，高齢者講習の受講前に，認知機能検査を受け，その点数により，第 1 分類から第 3 分類に判定され，その認知機能の程度に基づいた高齢者講習を受講することとされている．

（2）　認知機能検査の内容

　道路交通法で実施される認知機能検査は，時間の見当識，手がかり再生，時計描画などから構成され，「認知機能検査の実施要領」[1] に基づき実施されている．

A. 時間の見当識

現在の「年」,「月」,「日」,「曜日」および「時刻」を記載する. 配点は,「年」が5点,「月」が4点,「日」が3点,「曜日」が2点,「時刻」(何時何分) が1点で, 最大得点が15点である.

B. 手がかり再生

1枚に4種類のイラストが記載されたボードを示し,「これは戦車です. これは, 太鼓です」と順次説明したうえで,「この中に戦いの武器があります. それは何ですか?」とそれぞれの回答を確認し, 4枚のボードで計16種類のイラストの記憶を促すものである. その後, 間に別の課題 (介入課題) を挟んだ後にヒントなしとヒントありで回答し, 得点は, それぞれ自由記載で1点, 手がかり再生の場合は1点とし, 最大得点が32点である.

C. 時計描画

白紙の回答用紙に時計の文字盤を描き, 指定した時刻 (例「11時10分」) を示すように時計の針を描く. 得点は, 採点基準に従い, 最大得点は7点である.

D. 検査結果の分類

認知機能検査の結果により, 第1分類, 第2分類, 第3分類と分類されている. 認知機能検査の計算式は, 道路交通法施行規則29条の3で, 次のように定められている.

> 総合点＝1. 15×A＋1. 94×B＋2. 97×C
> A: 時間の見当識　B: 手がかり再生　C: 時計描画

また, 算出した総合点は, 小数点以下を切り捨て, 整数で表記することとしている.

分類の区分は, 100点満点で, 次のとおりである.

> 第1分類は,「認知症のおそれがある者」で, 総合点数が49点未満
> 第2分類は,「認知機能の低下のおそれがある者」で, 総合点が49点以上76点未満
> 第3分類は,「認知機能の低下のおそれがない者」で, 総合点が76点

以上

(3) 認知機能検査と臨床的認知症重症度尺度（CDR）の関係

　前記（2）（D）の計算式については，警察庁の調査研究[2]において，日本老年精神医学会または日本認知症学会等の専門医のいる大学病院等の協力により，認知症と診断された者等に認知機能検査を受けてもらい，CDR（認知症重症度）に基づき，CDR 1（軽度認知症）の者が「第1分類」，CDR 0.5（認知症疑い）の者が「第2分類」，CDR 0（認知症例）の者が「第3分類」におおむね該当するように，計算式の係数が算定されている．

表4 認知機能検査と認知症との関係

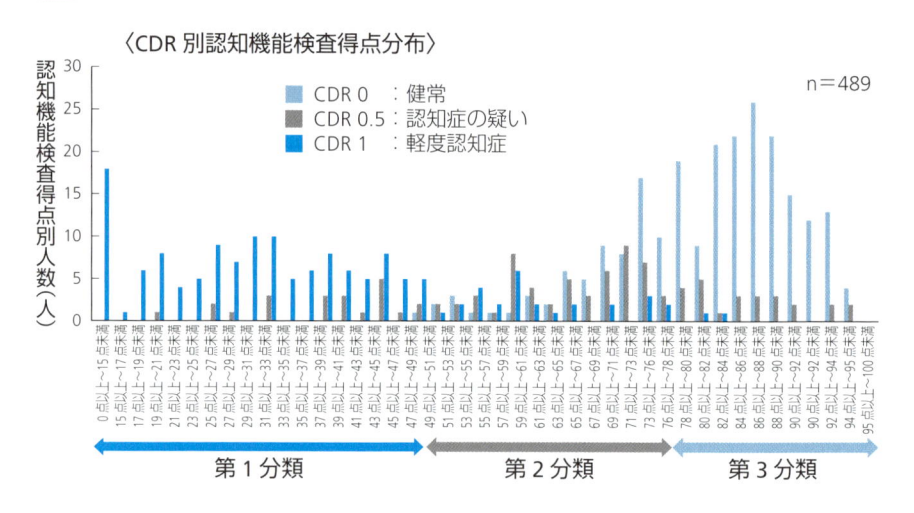

④ 認知症など一定の病気等と運転免許の関係

(1) 道路交通法における認知症の取り扱い

　道路交通法においては，統合失調症，てんかん，再発性失神などの病気とともに，認知症は，運転免許の取消し等の事由と定められており，公安委員会において，認知症であることが判明した場合は，免許を取消し等すること

ができるとされている．なお，道路交通法上の認知症とは，「脳血管疾患，アルツハイマー病その他の要因に基づく脳の器質的な変化により日常生活に支障が生じる程度にまで記憶機能及びその他の認知機能が低下した状態」（介護保険法5条の2）と規定されている．

　警察庁が定めた「一定の病気に係る免許の可否等の運用基準」[3]では，「アルツハイマー型認知症，血管性認知症，前頭側頭型認知症（ピック病）及びレビー小体型認知症」の場合は，取消し等するとされている．また，「その他の認知症（甲状腺機能低下症，脳腫瘍，慢性硬膜下血腫，正常圧水頭症，頭部外傷後遺症等）」の場合は，医師が「6カ月以内に回復する見込みがない」等の診断を行った場合は，取消し等とし，「6カ月以内に回復の見込みがある」との診断を行った場合は，6カ月の停止等をするとされている．なお，医師が，「軽度の認知機能の低下が認められる」「境界状態にある」「認知症の疑いがある」等の診断を行った場合には，6カ月後に医師の診断を受けることとされている．

(2) 質問票の提出

　道路交通法では，公安委員会は，認知症など一定の病気等に該当するか否かを把握するため，免許取得や免許証更新をする際に，申請者に対して，病気の症状に関する質問票を交付することができ，申請者は質問票に必要事項を記載し，提出しなければならないとされている（道路交通法89条2項）．

　質問票は，道路交通法施行規則別記様式第12の2で定められており，質問事項として，過去5年以内に，病気を原因として，意識を失ったことがあるか，身体の全部または一部を一時的に思い通りに動かせなくなったことがあるかなどとともに，「病気を理由として，医師から，運転免許の取得又は運転を控えるよう助言を受けている」か否かについても質問事項になっている．なお，虚偽記載した場合は，罰則（1年以下の懲役または30万円以下の罰金）が科せられる（同法117条の4第2号）．

(3) 医師による任意の届出

　道路交通法では，医師は，診察した者が一定の病気等に該当するものと認

め，その者が免許を受けていると知ったときは，その旨を公安委員会に任意に届け出ることができるとし，この届出行為は，秘密漏示罪（刑法 134 条）に該当せず，守秘義務違反にも抵触しないとされている（道路交通法 101 条の 6 第 1 項，同 3 項）．また，医師が診断した者が一定の病気等に該当すると認めた場合は，その者が免許を受けているかどうかについて公安委員会に確認を求めることができるとされている（同条の 6 第 2 項）．

5 平成 27 年改正道路交通法の施行状況等

（1） 改正道路交通法の目的と主な内容

　平成 27 年改正道路交通法の目的は，認知機能が低下しているおそれのある高齢運転者をよりタイムリーに把握し，医師の診断や講習の実施などの適切な対応を取るとともに，高齢者講習において，運転能力に応じたきめ細かな指導を行い，高齢運転者の安全運転を支援することにある．その主な内容は次のとおりである．

① 　一定の違反行為をした 75 歳以上の者に対する臨時認知機能検査の実施と，検査結果が低下した者に対する臨時高齢者講習の実施

② 　認知機能検査で第 1 分類（認知症のおそれ）とされた者すべてに対する医師の診断

③ 　高齢者講習を合理化・高度化し，認知機能検査で第 1・2 分類とされた者は個人指導を含む 3 時間の講習，その他の者は 2 時間の講習

（2） 改正道路交通法の施行状況

　改正道路交通法は，2017 年 3 月 12 日から施行されている．2018 年 3 月末現在では，認知機能検査を受検した 210 万 5477 人中，第 1 分類と判定された者は，5 万 7099 人であった．その後，臨時適性検査の通知や診断書提出命令を受けた者のうち，16470 人が医師の診断を受け，診断書を公安委員会に提出している．その結果，免許の取消し・停止を受けた者は 1892 人であった．

（3）医師の診断を受けた者に対する措置状況

改正道路交通法施行後に更新時認知機能検査を受検した者は，2018 年 3 月末現在で，197 万 4903 人で，臨時認知機能検査を受検した者は，13 万 574 人であった．

第 1 分類と判定された者のうち，医師が認知症と診断し，その後，公安委員会の手続きを経て取消し等の処分を受けた者は，更新時が 1753 人，臨時が 139 人であった．また，認知症ではないが，認知症となるおそれがある者は，更新時が 8997 人，臨時が 566 人と半数以上を占めており，これらの者は，原則として，6 カ月後に医師の診断書を提出することとなる．

なお，免許が取り消された場合には，運転免許証の自主返納を行うことできなくなり，後記する運転経歴証明書も交付されなくなることから，公安委員会に医師の診断書が提出される前に自主返納をする者が増加している傾向がみられる．

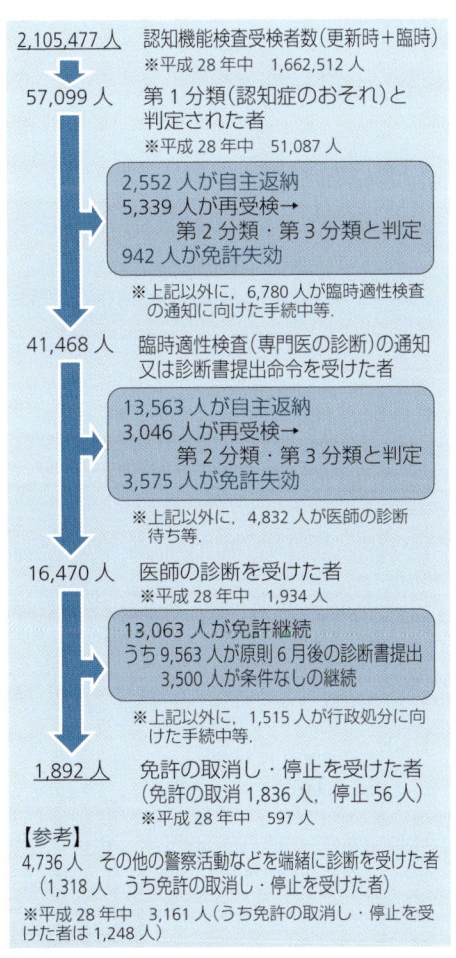

図 10 改正道路交通法の施行状況（平成 30 年 3 月現在）

（4）自主返納

申請による運転免許の取消し，いわゆる自主返納は，1998 年から導入されている．その後，「自主返納を行うと身分証明書がなくなる」等の懸念を

表5 医師の診断を受けた者に対する措置結果

〈医師の診断を受けた者に対する措置結果の内訳〉

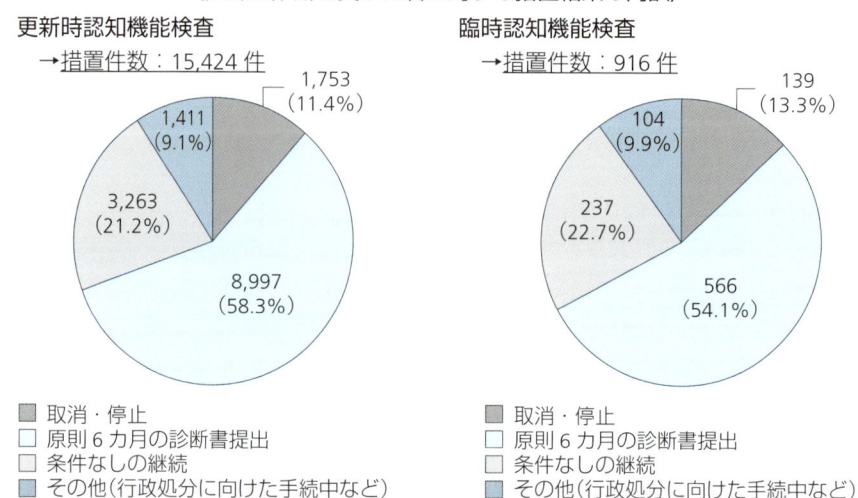

更新時認知機能検査
→措置件数：15,424 件

- 取消・停止
- 原則 6 カ月の診断書提出
- 条件なしの継続
- その他（行政処分に向けた手続中など）

臨時認知機能検査
→措置件数：916 件

- 取消・停止
- 原則 6 カ月の診断書提出
- 条件なしの継続
- その他（行政処分に向けた手続中など）

表6 運転免許の申請取消（自主返納）件数と運転経歴証明書交付件数

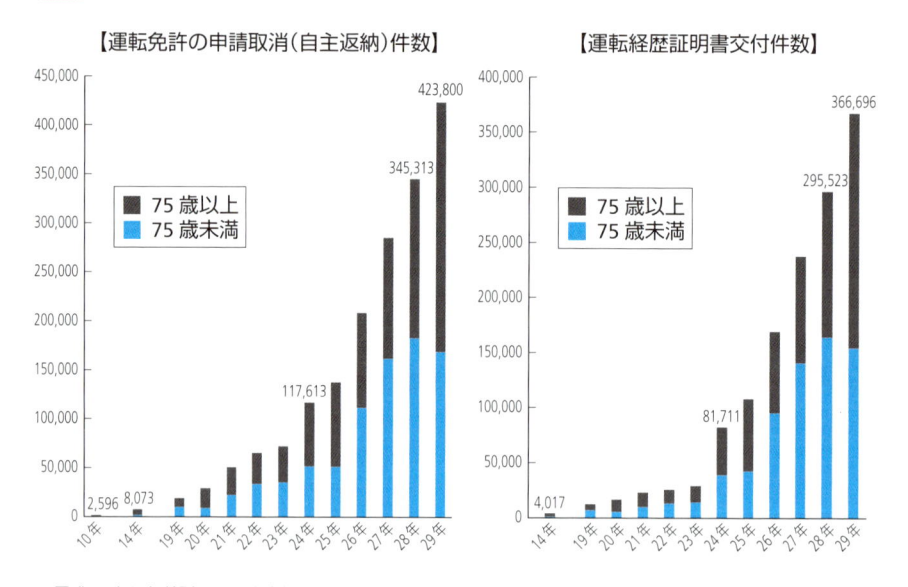

【運転免許の申請取消（自主返納）件数】

【運転経歴証明書交付件数】

※平成 10 年は年齢別による統計を実施していない

踏まえ，2002 年 6 月から運転経歴証明書を導入するとともに，2012 年 4 月からは，銀行等において，運転経歴証明書の交付後の経過年月にかかわらず，本人確認書類として使用可能になった．2017 年中は，自主返納件数が 42 万 3800 件，運転経歴証明書件数が 36 万 6696 件となっている．

　警察庁においては，自動車等の運転に不安を覚える高齢者が運転免許証を返納しやすい環境整備を推進している．各自治体等においても，自主返納した者に対して，バス・タクシーなどの公共交通機関等の割引をはじめ，各種サービスの提供などの優遇措置がとられている．これらの支援施策は，全日本指定自動車教習所協会連合会ホームページ「高齢運転者支援サイト」〈http://www.zensiren.or.jo/kourei/〉で紹介されている．

■ おわりに（今後の高齢運転者対策）

　高齢運転者の数は今後も増加することが予想され 表7 ，2020 年まで交通事故死者数を 2500 人以下とする政府目標を達成するためには，高齢運転者対策は喫緊の課題である．

　今回の道路交通法改正により，認知症のおそれがあると判定された高齢運転者に対しては医師の診断が義務付けとなったが，75 歳以降は 3 年に 1 度

表7 高齢運転者の運転免許保有者数の推移

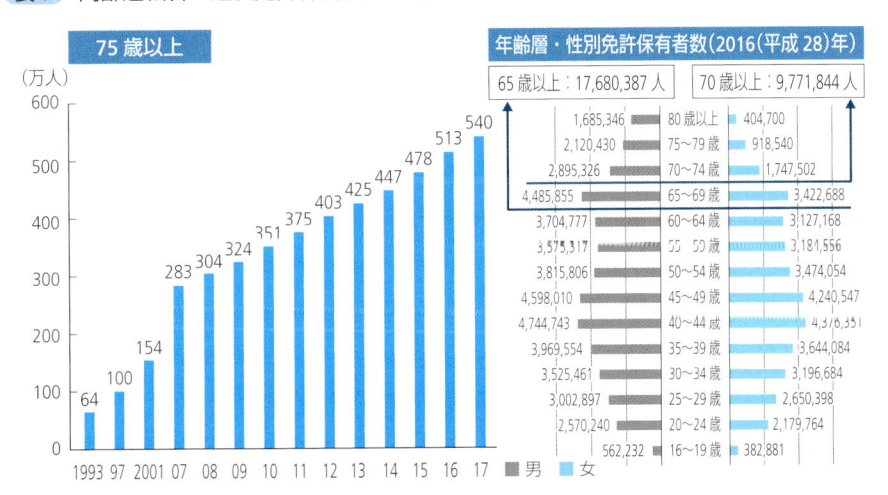

の免許更新時等に, 医師の診断を通じて, 認知症や軽度認知障害 (MCI) の早期発見につながる側面もある.

　警察庁では, 2017 年 1 月に「高齢運転者交通事故防止対策に関する有識者会議」を開催し, 議論を重ね, 同年 6 月に提言を受けたところである. その後, 有識者会議の下に分科会を設置して,「認知機能と安全運転に関する調査研究」や「高齢者の特性等に応じたきめ細かな対策の強化に向けた運転免許制度の在り方に関する調査研究」等を実施している[4]. また, 提言を踏まえ, 高齢運転者や家族等からの相談を積極的に受けるため, 運転適性相談の充実・強化を図っている.

　なお, 警察庁では, 自主返納や運転免許の取消し等の処分により運転することができない者が増加するものと見込まれる中, 運転免許がなくとも高齢運転者が安心して暮らせる環境の確保を推進している[5].

◆ 文 献
1) 「認知機能検査の実施要領」(平成 28 年 9 月 30 日付警察庁丁運発第 141 号). 警察庁 HP.
2) 「刻々と変化する交通情勢に即応するための交通安全対策 (高齢者講習に係る新たな制度及びその運用の在り方について) に関する調査研究」(警察庁委託事業: 平成 28 年 3 月).
3) 「一定の病気等に係る運転免許関係事務に関する運用上の留意事項」(平成 28 年 9 月 30 日付警察庁丁運発第 146 号). 警察庁 HP.
4) 「高齢運転者交通事故防止対策に関する有識者会議」. 警察庁における高齢運転者交通事故防止対策は, 警察庁 HP で公表.
5) 「『高齢運転者交通事故防止対策に関する提言』等を踏まえた高齢運転者による交通事故防止対策の更なる推進について (通達)」(平成 29 年 7 月 14 日付警察庁丙交企発第 104 号等). 警察庁 HP.

〈岡本　努〉

4　認知症と自動車運転

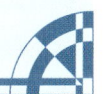

Point

- 高齢ドライバー，特に免許を保持する認知症ドライバーが著増する．
- 道路交通法はこれまで精神障害者を含めた一定の疾患を持つ患者の免許保持という権利を拡大してきたが，認知症では徐々に厳格な対応が施行されている．
- 運転行動は認知-予測-判断-操作が基本行動であるが，認知症では大脳機能の低下により様々な運転行動の変化がみられる．
- 認知症では病識低下がみられるため，自身の運転能力の低下が自覚できない．
- 平成27年改正道路交通法施行により，今後ますます医師は患者の運転に関して医学的判断を求められるようになり，かかりつけ医と専門医との連携などが今後全国レベルで整備されていくことが望まれる．
- 自主返納制度を理解し，運転中止後はうつ状態の出現に気を配る．

■ はじめに

　本邦では認知症と認められれば，現行道路交通法でもすでに運転が禁止されている．しかし，医療側からみれば高齢者，特に認知症の人と運転免許の対応についてはまだまだ医学的な対応は十分検討されているとは言い難い．そこで本稿では認知症と運転免許，および自動車運転との関連性についてこれまでの医学的検討や道路交通法の変更，経緯も含め，現時点での総論的な総括を試みることとする．

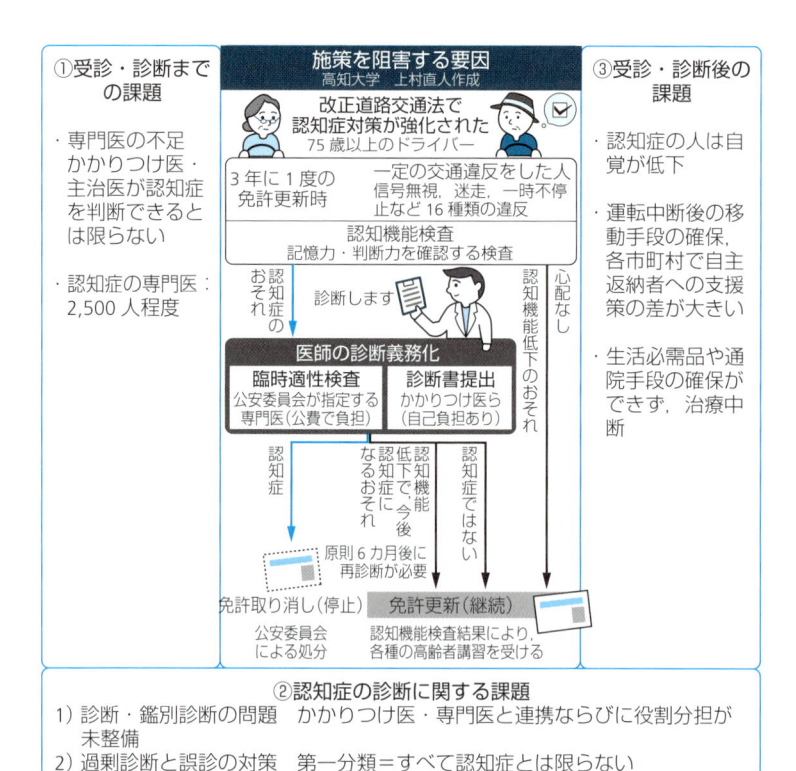

図 11 施策を阻害する要因（筆者作図）

　図 11 に認知症と自動車運転や免許制度に関する課題を示すが，この問題はまず認知症を伴う高齢ドライバーが今後ますます増加していくため，第1分類と呼ばれる認知症が疑われる人たち（分類はⅠ-3③参照）をどうやって適時適切にスクリーニングを行うかという問題が存在する．現在日本認知症学会，日本老年精神医学会の会員は2000〜2500人程度といわれているが，100〜200万人程度存在するといわれている免許を保持している認知症者は専門医だけでは多対応は困難である．したがってかかりつけ医にも積極的に診断書の作成に携わってもらう工夫が課題といえる．

　次に第1分類と判定された場合，通常はかかりつけ医をもつ高齢者はそのかかりつけ医に認知症の有無について診断が求められることになると思わ

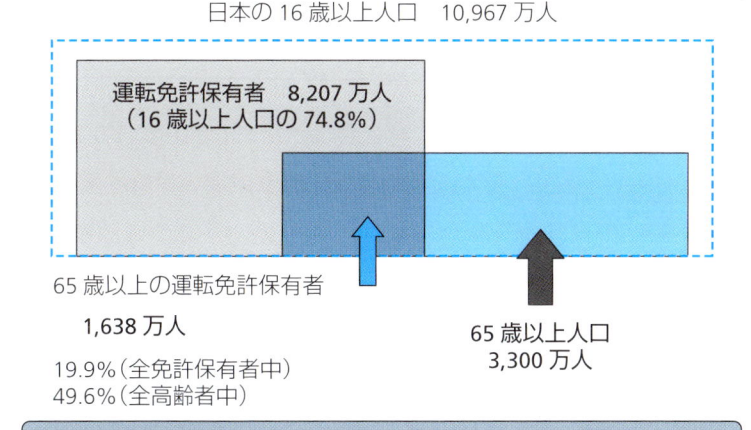

日本の 16 歳以上人口　10,967 万人

運転免許保有者　8,207 万人
（16 歳以上人口の 74.8%）

65 歳以上の運転免許保有者
1,638 万人

19.9%（全免許保有者中）
49.6%（全高齢者中）

65 歳以上人口
3,300 万人

高齢ドライバーの増加→認知症ドライバーの増加

図 12 日本における高齢ドライバー数（警察庁. 警察白書（平成 27 年）を基に作成）

れる．第 1 分類と判断された人たちが全員認知症であるとは限らないため，認知症と診断するためには，認知症と間違われやすい，せん妄や，うつ病，および脳血管障害後の高次脳機能の低下に伴う病態を正確に鑑別し，臨床診断を下すという丁寧な作業が求められるが，これも認知症疾患医療センターなどの高度な検査機器の揃う医療機関のみで対応しきれないため，やはりかかりつけ医の適切な判断が求められている．そして，最も重要な課題とは，認知症と診断された後の対応であろう．運転を奪われると生活ができない，運転が生甲斐であった高齢者などは心理的にも反発することが予測されるため，生活上自動車の利用が必須である中山間地域などではたとえ医師が運転中断勧告を行っても，運転中断に結びつかなかったり，無免許運転を繰り返すなど，医療のみで対応が困難なケースも多く，「医療−介護保険−福祉制度」の利用といった総合的な対策の構築とそれぞれの領域の連携が重要であると考えられる．

認知症と免許保持者の実態

　わが国の 65 歳以上の運転免許保有者数は 2014 年度には 1600 万人を超え，認知症の有病率から考えると，認知症患者の免許保有者数は推定で 100 万人近く存在すると考えられている[2]．また，警察庁の試算でも平成 27 年改正道路交通法の施行により，認知症のおそれがある第 1 分類者が 5 〜 6 万人程度となり，医療機関を受診しなければならない高齢ドライバーがこれまでの 10 数倍に著増するとも予測されている．

　このような背景から，2001 年に初めて「認知症」が免許更新時に一定の制限を受けることが明文化され[3]，2009 年からは 75 歳以上の高齢者は免許更新時に講習予備検査と呼ばれる認知機能検査を受検することが義務化された[4]．また 2014 年 6 月からは任意通報制度が開始され[5]，医師が認知症と診断した場合は，都道府県公安委員会に任意で通報が可能となった．

 道路交通法の変遷

　2009 年から 75 歳以上の高齢者は免許更新時において，講習予備検査の

表8 道路交通法の変遷

- 1960 年： 道路交通法制定
- 2001 年： 改正道交法施行
    - −精神病とてんかんが絶対的欠格事由から相対的事由に
    - −認知症や睡眠障害など，運転に支障をきたす怖れのある疾患や病状については個別に判断を行う
- 2002 年： 改正道交法施行
    - 免許更新時に病状申告書の提出義務
- 2009 年： 75 歳以上の免許更新者に講習予備検査の義務化
- 2013 年： 病状申告書の虚偽記載に罰則規定
- 2014 年： 医師の任意通報制度開始

2017 年： 講習予備検査において第 1 分類（認知症疑い）と判定された場合はすべて医師の診断を受ける

受検が義務化された．そして 2017 年 3 月 12 日からは交通違反の有無にかかわらず，成績低下者は第 1 分類と判定され，医療機関の受診が義務化された．そして認知症の背景疾患において 4 大認知症であれば運転免許の取消しとなる．今後ますます臨床現場では認知症ドライバーの運転に関する診断書作成が求められるが，その前段階で受検する認知機能検査の概要と更新時の新制度，診断書作成にあたり，かかりつけ医が配慮すべき点を述べる．

(1) 臨時認知機能検査の導入

現状の 75 歳以上の運転免許証更新時の認知機能検査と高齢者講習の受講義務に加えて，認知機能が低下した場合に行われやすい信号無視，一時停止など一定の違反行為をした 75 歳以上の運転者に対しては，3 年ごとの更新を待たずに，臨時に認知機能検査を実施することとなった．

(2) 臨時高齢者講習の導入

臨時認知機能検査の結果，認知機能の低下が運転に影響をおよぼす可能性があると認められた場合には，個別講習を含む臨時の高齢者講習を実施し，さらなる安全運転教育を行うこととなった．

(3) 臨時適性検査

前記の臨時認知機能検査の結果，認知症のおそれがあると判断された者，および 75 歳の更新時に第 1 分類（認知症のおそれがある者）と分類された者は，（違反の有無にかかわらず）医師の診断（臨時適性検査）を受けることが義務付けられた．

(4) 高齢者講習の内容見直し

更新時の認知機能検査において第 1 分類および第 2 分類（認知機能の低下のおそれがある者）に該当した者に対する講習時間を拡大し，ドライブレコーダなどの映像を利用した個別指導や実技指導を行うこととなった．

③ 運転行動・運転能力と認知症との関連性

　運転行動とは「認知−予測−判断−操作」といった一連の行為であり，大脳の機能低下をきたす認知症性疾患は，認知，予測，判断，操作能力に様々な影響を及ぼし，結果として運転能力にも影響を及ぼすことは想像に難くない．そのため前述したように本邦では75歳以上の高齢者に対する講習予備検査（認知機能検査）の導入や認知症疑いと判断された場合には医師の受診，医学的判断を行うことが義務化された．認知症には様々な原因疾患があり，4大認知症と呼ばれるアルツハイマー病（AD），血管性認知症（VaD），レビー小体型認知症（DLB），前頭側頭型認知症（FTD）でも心理・行動障害には大きな差異がみられる．**図 13** に示すように，①記憶障害や視空間性の障害がめだつアルツハイマー病，②アパシーや動作緩慢が目立つ血管性認知症，③パーキンソン症状などの錐体外路症状のほか，独特の幻視や視覚認知障害の目立つレビー小体型認知症，④記憶障害はめだたないが，意味記憶障害や脱抑制，被影響性の亢進，わが道を行く行動が目立つ前頭側頭型認知症など同じ認知症といっても行動・心理症状は大きな差異がみられる．そ

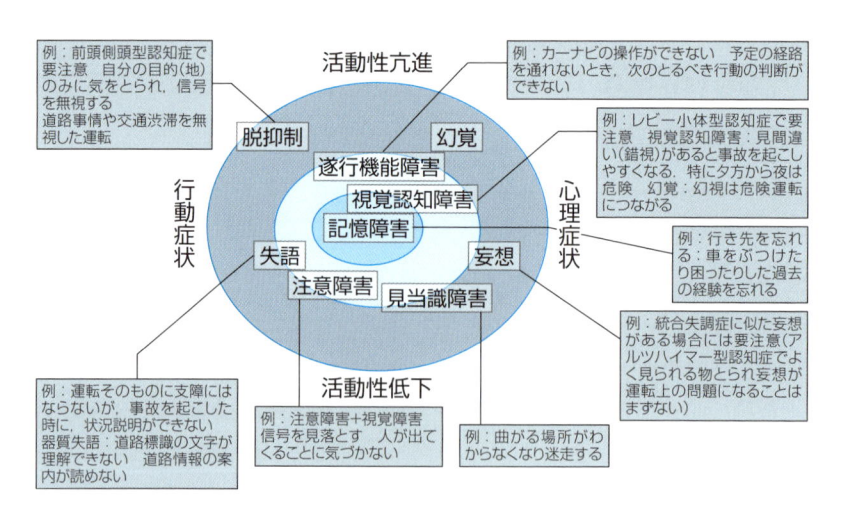

図 13 運転の支障となりうる主な認知症の症状・状況，指導が必要なケース
（三村 将. CNS 疾患と自動車運転の図を筆者改変）
さまざまな認知症症状（中核症状＋周辺症状）が多かれ少なかれ運転に影響を及ぼす

表9 認知症の原因別交通事故率と事故内容

	交通事故率（名）	事故危険運転特徴
アルツハイマー病 （n＝41）	39.0% （16）	迷子運転 枠入れで接触事故
血管性認知症 （n＝20）	20% （4）	操作ミス 速度維持困難
前頭側頭型認知症 （n＝22）	63.6% （14）	信号無視，追突事故 わき見運転
全体 （N＝83）	40.9% （34）	認知症の原因で差異を 認める

認知症の原因疾患により事故率や事故内容は異なる

して，同様に運転行動に与える影響も大きな差異がみられることが予測される．**表9** に認知症の背景疾患別の運転行動と，危険性，事故率などを示すが，認知症でも大脳のどの部位やどの機能に異常がみられるのかにより，運転行動は大きな差異が認められる．

　我々は認知症の原因疾患によっても運転継続の危険性や事故リスクの差異があるかどうかを検討した．運転免許を保持する認知症患者83人（男性63人，女性20人）を対象に実態調査を行った[6]．対象者の平均年齢は70.7歳で，臨床診断別ではAD: 41人，VaD: 20人，FTD: 22人であった．その結果，83人中34人（41.0%）が交通事故を起していた．認知症の原因別では，AD患者は41人中16人（39%）が事故を起こし，行き先を忘れてしまう，迷子運転や駐車場で車庫入れを行う際の枠入れがうまくできず接触事故を起こすことが運転行動・事故特徴として認められた．VaD患者では20人中4人（20%）が事故を起こし，ハンドル操作やギアチェンジミス，速度維持困難が要因と考えられた．FTD患者では22人中14人（63.6%）と最も高い比率で事故を起こしており，その特徴として信号無視や注意維持困難やわき見運転による追突事故が多くみられた．またレビー小体型認知症の運転に関する運転能力や評価指標はなく評価方法は確立されていないが，筆者らの経験ではレビー小体型認知症では，病識や病感が他の認知症性疾患よりも維持されており，運転中断は比較的成功しやすいことが示

されている.

なお，軽度認知障害は免許停止とはならないが，6カ月に一度の再評価が必要とされ，認知症への進行など見極めが重要である．軽度認知障害者に対する運転能力の維持について様々な検討が報告されているが，慎重な対応や生活指導が必要である．特に MMSE や HDS-R の点数のみでの判断は禁物であり，心理検査や画像検査に加え，ADL 評価など問診をきちんと実施した上での総合的な臨床診断を行うなど過剰診断や過少診断にも配慮すべきである．また軽度認知障害者に対する予防的な抗認知症薬の使用は適応外使用となるが認知症との境界例では投与されていることもある．保険医療上は病名がアルツハイマー型認知症となり，法律上運転はできなくなるので，処方の際は本人，家族にも十分説明を行う必要がある.

認知症と運転に対する病識・態度

認知症患者では主治医が運転中断を勧告しても生活や通院を理由になかなか中断に踏み切れないことを以前から経験してきたが，その背景には高齢者

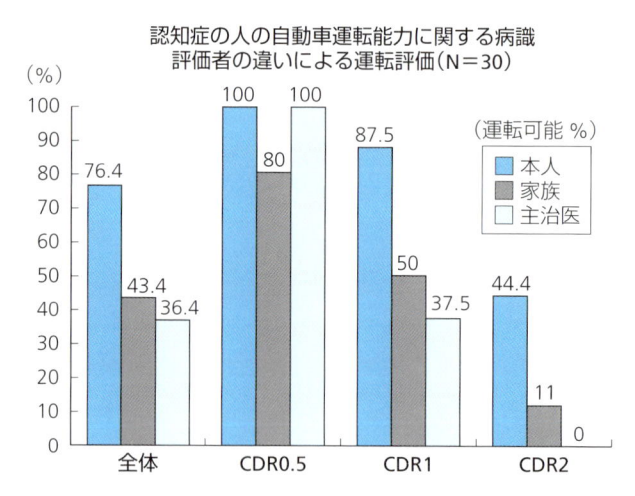

図 14 認知症と病識（上村直人. 認知症と自動車運転. 精神経誌. 2009; 111: 8: 960-6.）

表10 運転をやめない理由（本人・家族）

運転中断の勧告・助言が困難な理由（N＝71）

理由（複数回答あり）	回答数	%
本人の勧告・助言の拒否（本人）	49	69
運転は生活に必要（本人）	17	23.9
趣味・生きがいである（本人）	10	14.1
勧告・助言の理解不能（本人）	10	14.1
本人が止めてくれない（拒否）（家族）	40	56.3
やめさせるべきかわからない（家族）	14	19.7
一人暮らしでわからない（家族）	10	14.1
生活のため止められない（家族）	8	11.3
止めさせたくない（家族）	6	8.5
まだまだ大丈夫（家族）	4	5.6

（上村直人, 池田 学. 認知症と自動車運転. 精神医学. 2017; 59: 325-32.[8]）

のおかれている社会心理的背景が大きく影響している．例えば，運転中断を勧告しても，認知症患者本人が運転をしなければ病院にすら通院できない，高齢の妻は免許がなく，生活必需品の購入にも運転が不可欠であるため中断を拒否するケースが非常に多くみられた．

そこで我々は運転をやめない認知症ドライバーの心理社会的背景を明らかにするため調査を行った[7]．対象は認知症と診断され，かつ運転免許を保持する患者101名である．対象者のうち，主治医もしくは家族から運転中断勧告をされていた者は101名中87名（86%）で，87名中運転中断に成功した者は9名（8.9%），中断勧告をしているが，運転能力の評価ができなかった者7名（7%），71名（70.3%）は勧告や助言をしても運転継続していた．

勧告・助言で中断成功者9名は中等度認知症レベルか，配偶者が免許を保持していたり，子供が必要時に運転代行を行っていた．

運転能力の評価ができなかった7名の理由は，ごく軽度認知症レベルかもしくは意味性認知症患者であった．

運転中断の勧告後も運転をやめない理由としては，患者本人の拒否49名

（69%），生活上止められない 17 名（23.9%），運転が趣味・生きがい 10名（14.1%）であった．一方，中断勧告や助言のない者は 101 名中 14 名（13.8%）で 2 名（1.9%）が自然に運転中断し，4 名（3.9%）は家族の説得で運転中断していた．

　このように，2017 年の時点でも認知症の診断後ほとんどの患者に対して運転中断勧告がなされていたにもかかわらず，多くの患者が運転中断を拒否しその後も運転を継続していた．すなわち，医師の勧告を受け入れない心理社会的要因や，認知症の重症度および原因疾患を考慮した疾患対策が必要であると考えられたが，これは何も認知症に限ったことではなく，その他の運転能力に影響を与えうる疾患にも通じる心理社会的背景と思われる．

5 臨床的対応
──臨時的適性検査，診断書の作成について

　これまでは認知症の運転免許をめぐって診断を求められる医師は，ほぼ認知症の専門医に限られていたが，今後は専門医のみで対応するのは不可能で主治医にも診断書の提出が求められることが法律にも明記された（道路交通法施行規則 29 条の 3 第 3 項）．そこで本節では，臨床的対応として，実際の診療現場においては非専門医の主治医に求められてくるであろう，診断書の作成・提出につき，臨床上の流れ・留意点につき簡単にまとめる．なお，作成にあたっては，「Ⅱ-2　新道路交通法における認知症の運転とかかりつけ医の役割」も併せて参照いただきたい．

（1）対象となる患者

　平成 27 年道路交通法によって，現在は，運転上の違反の有無に関わらず，運転免許更新の際に受検した認知機能検査で「認知症のおそれがある者」とされた第 1 分類の者全員が対象となる．

　そのため，従来に比べて軽症の認知症者や軽度認知症者も含まれるため，実際の診療にあたって判断が悩ましい者もいる．

(2) 診断書の作成・提出

提出が求められる診断書は、警察庁より **図15** モデル診断書が公表されているので、参考にしつつ作成いただきたい。

具体的には、①認知症の診断名に加えて、②CDRやFASTといった重症度や日常生活の自立度の状態、③身体・精神の状態に関する検査結果、④現時点での症状（改善見込み等の意見）の記載が求められる。

このうち、③身体・精神の状態に関する検査は、改訂長谷川式簡易知能評価スケール（HDS-R）と画像検査の実施が義務付けられており、診断を行う医師にはその知識の涵養が求められる。

(3) 診断にあたっての留意点

前述のとおり、この診断によって、認知症として診断され、運転困難とされた場合には、患者は自動車運転が行えなくなる。特に地方においては、通院を含め、日常生活において自動車運転が欠かせない場合もあり、診断が、患者の今後の治療や家族の生活に重大な影響を及ぼすこともある。そのため、患者や家族との信頼関係が破壊される恐れがあることから、診断結果の説明や運転中止後の助言等を行う際にはこれら背景事情等に配慮するなど、状況や環境に留意して慎重に行いたい。一方で、診断を躊躇した結果、万一にも患者が交通事故を起こしてしまった際には、診断した医師が刑事訴訟に巻き込まれる恐れもあることから、診断にあたっては慎重に行うとともに、判断に悩む場合には、専門医や、認知症疾患医療センターの活用等も留意いただきたい。

⑥ 今後の対応——関連学会の提言と対応・提言

認知症者の運転と中止後の支援については地方自治体や都道府県警察の努力によって、自主返納者は少しずつ増加し、返納後の生活支援に参画する企業も増えている。しかし、返納率はせいぜい5%程度に止まっており、返納率が高いのは大都市部に偏っているなど、残念ながら制度開始時期と状況は大きく変わっていない。したがって、かかりつけ医が関与する診断書の作成

診 断 書 （都道府県公安委員会提出用）

1.氏名

　　　　　　　　　　　　　　　　　　　男・女

　生年月日

　　　　　　M・T・S・H　　　年　月　日（　　歳）

　住所

2.診断

　① アルツハイマー型認知症

　② レビー小体型認知症

　③ 血管性認知症

　④ 前頭側頭型認知症

　⑤ その他の認知症（　　　　　　　　　　　　　　　　　　　　）

　⑥ 認知症ではないが認知機能の低下がみられ、今後認知症となるおそれがある（軽度の認知
　　機能の低下が認められる・境界状態にある・認知症の疑いがある等）

　⑦ 認知症ではない

　所見（現病歴、現在症、重症度、現在の精神状態と関連する既往症・合併症、身体所見などに
　ついて記載する。記憶障害、見当識障害、注意障害、失語、失行、失認、実行機能障害、視
　空間認知の障害等の認知機能障害や、人格・感情の障害等の具体的状態について記載する。）

・どのような日常生活上の変化がいつ頃からみられたか.
・本診断書作成時の状態.
・認知症の重症度（CDR, FAST）など，あるいは，必ずしも重症度の
基準ではないが，認知症高齢者の日常生活自立度を記載.

図 15 診断書試案

JCOPY 498-32824

認知機能検査・神経心理学的検査，臨床検査
（画像検査を含む）は原則として全て行う

3．身体・精神の状態に関する検査結果（実施した検査にチェックして結果を記載）

　□　認知機能検査・神経心理学的検査

　　□　MMSE　　　　　□　HDS-R　　　　□　その他（実施検査名　　　　　　　　　）

　　□　未実施（未実施の場合チェックし、理由を記載）

　　□　検査不能（検査不能の場合チェックし、理由を記載）

　□　臨床検査（画像検査を含む）

　　□　未実施（未実施の場合チェックし、理由を記載）

　　□　検査不能（検査不能の場合チェックし、理由を記載）

　□　その他の検査

4．現時点での病状（改善見込み等についての意見）

　＊前頁2⑤に該当する場合（甲状腺機能低下症、脳腫瘍、慢性硬膜下血腫、正常圧水頭症、

　頭部外傷後遺症等）のみ記載

　（1）認知症について6月以内［または6月より短期間（　　ヶ月間）］に回復する見込みがある。

　（2）認知症について6月以内に回復する見込みがない。

　（3）認知症について回復の見込みがない。

5．その他参考事項

以上のとおり診断します。　　　　　　　　　　　　　平成　　　年　　　月　　　日

病院または診療所の名称・所在地

担当診療科名

担当医氏名

＊A4版表裏印刷で使用。A4版2枚の場合は要割印。A3版1枚印刷も可

認知症疾患医療センターに指定されている機関である場合にはその旨
についても記載する．

日本認知症学会，老年精神医学会等の学会認定専門医である場合には
その旨を記載する．

を円滑に進めるために，自主返納の促進と返納後の支援策の強化が今後ますます重要であると思われる．また2014年6月1日から任意通報制度が開始され[5]，一定の病気にかかる疾患に関して都道府県公安委員会に任意で通報が可能となったため，認知症もこの通報可能対象疾患であり，対応困難例では本制度の活用も熟知しておく必要がある．

また，平成27年改正道路交通法施行に関する認知症関連学会の提言と対応マニュアルが作成されている．日本医師会では「かかりつけ医向け認知症高齢者の運転免許更新に関する診断書作成の手引き」[9]をホームページ上で公開している．どのような事例が，専門医による診断を勧められて紹介されてくるのかを理解しておくためにも，専門医やサポート医も目を通しておく必要があると思われる．一方，専門医に対しては，日本認知症学会など認知症関連5学会が，「認知症高齢者の自動車運転に関する専門医のためのQ＆A集」[10]を各々のホームページで公開している．診断書作成にあたって判断に迷うような事例への対応が具体的に示されており，専門医には一読してほしい．また，日本老年精神医学会は，その提言の中で改正道路交通法の趣旨に賛同しつつ，高齢者の尊厳を守り，生活の質を保証することが，法の実効性を高めるために不可欠であることを強調している．そして，①道路交通インフラの安全対策，高齢運転者を支援するハードウエアの開発促進，②運転免許証の取消し・自主返納に対応する「生活の質」の保証，③高齢者講習会での実車テスト等の導入，④「認知症」と一括されていることの問題点，について早急な対策を促している[11]．また，日本認知症学会を中心とする関連4学会も同様に，省庁横断的な対策の構築には全面的な協力を表明する一方で，①運転中止後の生活の質の保証と運転免許証の自主返納促進，②初期認知症の人の運転能力の適正な判断基準構築のための研究推進と実車テスト等の導入の早急な検討を促している[12]．

高齢者運転免許自主返納支援制度は，運転に不安を感じている高齢ドライバー等に対して，自主的に運転免許を返納しやすい環境づくりを行い，また，その家族や地域で高齢者の運転について考える機会をつくることで，高齢ドライバーの交通事故を防止することを目的とした制度で，1998年の平成9年改正道路交通法で制度化された．都道府県の公安委員会は2002年

から，返納者が申請すれば顔写真付きの「運転経歴証明書」が発行されるようになった．本人確認の身分証として当初は 6 カ月間有効だったが，2012年 4 月以降は無期限になっている．運転免許センターのほか，居住地の警察署でも手続が可能となっている．またこの支援制度に賛同し，参加した居住地に所在する事業所や自治体等が，運転免許を自主的に返納して運転経歴証明書の交付を受けた高齢者に対し，商品の割引などの特典やサービスを提供することによって，生活支援を行うようになっているので，地元の警察の窓口での相談が有効である．最近は一定の基準を満たした代理人でも自主返納が可能となる自治体もあるため，今後ますます自主返納が進んでいくと思われる．一方で，認知症対策の一環として，初期集中支援事業が各自治体で取り組まれているが，難聴や視力障害，講習予備検査の複数回医受検への懸念も問題となっており，やはりきちんとした認知症の診断や早期発見の取組みがまず行われるべきであり，本来運転が可能な高齢者が，難聴や視力障害のために運転継続に支障をきたす場合や高齢という理由だけで免許の自主返納が促されてしまい，過剰診断に繋がることは避けなければならない．

■ おわりに

　認知症と自動車運転に関する課題について，これまでの道路交通法の改正を踏まえつつ医療側の対応やガイドラインづくりなどの視点から概観した．この問題は今後ますます全国的に増え続けることが予想されており，医療のみではなく，社会資源の整備といった総合的な対策づくりが喫緊の課題であると思われる．

◆ 文献
1）三村 将. CNS today. Medical Tribune 2013; 3: 10-1.
2）上村直人, 藤戸良子. 認知症と自動車運転―医薬品とその使い方. 臨床精神薬理. 2015;18: 545-55.
3）道路交通法改正, 新法 90 条 1 項本文　第 103 条第 1 項（免許の取消し，停止等）. 平成 13 年 6 月（平成 14 年 6 月施行）. 改正平成 13・6・20・法律　51 号〈http://www.houko.com/00/01/S35/105.htm〉
4）講習予備検査（認知機能検査）の導入（平成 21 年 6 月 1 日施行）. 平成 19 年法律第90 号.〈https://www.npa.go.jp/koutsuu/menkyo22/1_gaiyo〉

5） 任意通報制度. 改正道路交通法 101 条の 6（平成 25 年 6 月 14 日交付）警察庁ホームページ.〈https://www.npa.go.jp/koutsuu/index.htm〉

6） 上村直人, 他: 認知症患者の自動車運転の実態と医師の役割. 精神科. 2007; 11: 43-9.

7） 上村直人. 痴呆患者の自動車運転の実態と医師の対応　精神経誌. 2015; 107: 12, 1328-34.

8） 上村直人, 池田 学. 認知症と自動車運転. 精神医学. 2017; 59: 325-32.

9） 日本医師会. かかりつけ医向け認知症高齢者の運転免許更新に関する診断書作成の手引き. 2017.〈http://dl.med.or.jp/dl-med/doctor/ninmen/20170301kaigo_tebiki.pdf〉

10）日本神経学会, 他. 認知症高齢者の自動車運転に関する専門医のための Q&A 集. 2017.〈http://dementia.umin.jp/pdf/road_qa.pdf〉

11）日本老年精神医学会. 改正道路交通法施行に関する提言. 2017.〈http://www.rounen.org〉

12）日本神経学会, 他. 改正道路交通法施行に向けての提言について. 2017.〈http://www.neurology-jp.org/news/pdf/news_20170111_01_01.pdf〉

〈上村直人〉

5 運転免許に係る医師の診断と法的（責任）問題

Point

- ●認知症・一般高齢者などの自動車運転による事故を防止すべく，医師に寄せられる社会の期待は高まっているが，これは裏返せば事故発生時に医師の責任追及の可能性が大きくなることに他ならない.
- ●交通事故における責任問題は，道義的責任と法的責任（民事責任・刑事責任・行政責任）に明確に区別して考える必要がある．法的責任のうち，最も責任を問われやすいのが民事責任である.
- ●民事責任の有無の判断は，問題とされた医療行為が，臨床の現場に求められる医療レベル（臨床医学の実践における医療水準）をクリアしているか否かによって下される．悪しき結果の発生を知っていた，あるいは具体的に予見できる事情がありながらその予見を怠った場合（故意または重大な過失がある場合）には責任を免れることができない.

① 改正道路交通法

　2011年に栃木県鹿沼市で，てんかんの持病をもっていた運転者が，クレーン車運転中にてんかん発作を起こしてクレーン車を暴走させ集団登校中の児童の列につっこみ児童を死傷させるという事故が起きた．2012年には京都市においても，てんかんの持病を持っていた運転者が，軽ワゴン車を運転中にタクシーと接触する事故を起こした後，大和大路通を暴走して多数の

歩行者を死傷させるという事故が起きた．このような悲惨な事故をふまえ，てんかん，統合失調症，重度の眠気の症状を呈する睡眠障害，認知症など，自動車の運転に支障を及ぼすおそれのある病気による事故を防止するため，道路交通法が改正され，2014年6月1日から，一定の病気等に該当する場合は，免許の取得，更新時に一定の病気に該当するかどうか判断するための質問に回答しなければならなくなった．同時に，医師は，診察した患者が，一定の病気等に該当すると認知し，その者が免許を有していることを知ったときは，診察の結果を公安委員会に届けることができるようになった．

さらに，高齢運転者による事故の増加も背景に，2017年3月12日からは，75歳以上の高齢運転者については，運転免許更新時の認知機能検査および高齢者講習以外にも，一定の違反行為をすると臨時認知機能検査が実施され，その結果が直近の結果より悪くなっていると臨時高齢者講習が実施されるようになった．また，更新時の認知機能検査もしくは臨時認知機能検査で認知症のおそれがあると判定されると，臨時適性検査（医師の診断）を受けるか医師の診断書を提出しなければならなくなった．

一定の病気等を有する運転者，高齢運転者による事故を防止すべく，医師に求められる役割，社会の寄せる期待はますます大きくなっている．しかし，そのことは同時に，ひとたび事故が起きたとき，医師に対する責任追及の可能性も大きくなることにほかならない．

そこで，交通事故においては，どのような責任が生じるのかを確認したうえ，運転免許に係る医師の診断と責任の所在について検討したい．

② 交通事故における責任

（1）道義的責任

「責任」といっても多義的な用語であるが，法的責任と道義的責任は明確に区別しなければならない．

道義的責任とは，法的責任の有無とは関係なく，人として感じる責任，人としての心の問題である．法的責任の有無にかかわらず，関係者として謝罪

する，見舞金・弔慰金を払う，自責の念にかられる，誠意を尽くすなどである．

（2）法的責任

これに対し，法的責任とは，法律に則った責任である．

交通事故の加害者は，民事責任，刑事責任，行政責任が，それぞれ異なる趣旨に基づく別個独立した責任として問われる．

なお，ここでいう「加害者」とは，「被害者」に対する相対的な用語であるから，必ずしも法的責任があるとは限らないし，被害者よりも帰責性，落ち度が大きいとも限らない．社会的な用語としての加害者，被害者とは意味合いを異にすることもある．たとえば，車で自転車に乗った子供をはねたとき，社会通念上は，車側が加害者で自転車側が被害者であるが，車が傷ついた物損の関係では，車側が被害者で自転車側が加害者となるごとくである．

A. 民事責任

まずは，民事責任である損害賠償責任，損害を被った被害者に対して損害賠償義務を負うという責任が生じる．

（a）民法上の責任

損害賠償責任を規定する一般的規定としては，債権債務関係のある当事者間の債務不履行責任（民法415条）と法的関係を前提としない当事者間の不法行為責任（民法709条など）がある．

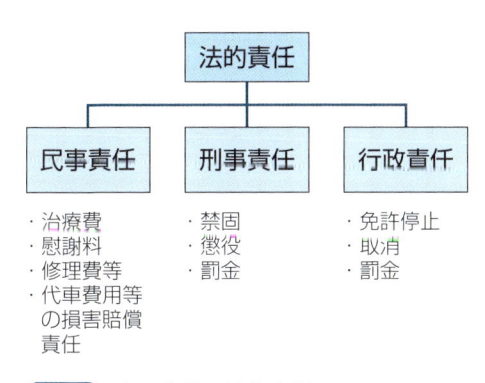

図16 交通事故と法的責任

(i) 一般的不法行為責任

（不法行為による損害賠償）
民法 709 条
故意又は過失によって他人の権利又は法律上保護される利益を侵害した者は，これによって生じた損害を賠償する責任を負う．

民法 709 条は，不法行為の成立要件，法的効果について規定した基本的規定であり，一般的不法行為責任といわれる．

最初に規定されている「故意又は過失」とは，行為者の主観的な態様に関する要件である．「故意」が，意識的に，わざと，という主観的態様であるのに対し，「過失」とは，うっかりと，不注意にも，注意義務に違反することである．

具体的には，悪しき結果を予見することができること（予見可能性）を前提に，その義務に違反すること（予見義務違反）と，悪しき結果を回避することができること（結果回避可能性）を前提に，その義務に違反すること（結果回避義務違反）が，過失の本質であると解されている．「予見義務」，「結果回避義務」とは，過失の概念を構成する要素としての注意義務のことである．

なお，法的には，あらゆる場面で「注意」との概念が登場するが，それぞれ次元を異にする問題である．

「善良なる管理者の注意（善管注意義務)」とは，その職業，地位，階級などに属する一般人の注意能力が求められることをいう．その人の注意能力，その人が普通に用いる注意の程度である「自己の財産に対するのと同一の注意」に対する概念である．いわば，注意義務の程度の問題である．善良なる管理者の注意を怠ることを「抽象的過失」，自己の財産に対するのと同一の注意を怠ることを「具体的過失」という．

民事責任を負うために求められる注意義務，過失の基礎となる注意義務は，善良なる管理者の注意を怠ることをもって，注意義務に違反した，過失ありと判断される抽象的過失である．

故意または過失によって他人に損害を与えた場合は，その損害を賠償しなければならない反面，故意または過失が認められなければ，法的責任は認め

られない．これを「過失責任主義の原則」という．

　さらに，故意または過失による行為「によって」，他人の権利または法律上保護される利益を侵害し，これ「によって」侵害が発生したことが必要である．すなわち，過失による行為があり，損害の発生が認められても，過失によって生じた損害でない場合，いわば，過失と無関係に生じた損害については，賠償責任は負わない．このように，「よって」との文言より，因果の流れが必要であるという意味において，因果関係という要件が導かれる．因果関係の具体的内容について見解は分かれているが，裁判例では，当該行為から当該結果発生が，社会通念上相当と考えられる関係にあれば因果関係を認める「相当因果関係」と表現されることが多い．こうして，過失と相当因果関係が認められた損害でなければ責任は認められない．

　過失や相当因果関係を立証する責任は，損害賠償を請求する被害者にある．

(ii) 債務不履行責任

（債務不履行による損害賠償）
民法415条（現行）
債務者がその債務の本旨に従った履行をしないときは，債権者は，これによって生じた損害の賠償を請求することができる．債務者の責めに帰すべき事由によって履行をすることができなくなったときも，同様とする．

　民法415条は，債務不履行による損害賠償責任を規定したものである．不法行為が，それまで全く法的関係にない当事者間，たまたま事故によって加害者，被害者となった当事者間の責任に関する規定であるのに対し，債務不履行は，あらかじめ，売買や賃貸借といった契約関係などの債権債務関係，債権者と債務者という法的関係にある当事者間において，契約不履行など債務者が債務を履行しなかったことにより債権者に損害が生じた場合の責任に関する規定である．

　たとえば，医療過誤により患者が死傷した場合，患者との間で診療契約を締結している医療機関の運営者（国立病院なら国，法人運営の病院なら法人，開業医による診療所ならばその医師）としては，診療契約を基礎として債務不履行責任が問われるが，患者とは直接の契約関係にない医師，看護師

などの医療従事者は，債務不履行責任ではなくその個人としての過失に基づく民法709条の一般的不法行為責任が問われることになる．

　交通事故は，通常は，法的関係のない当事者間で生じる偶然の事故であるから不法行為責任が問題となるが，タクシー会社と乗客（顧客），バス会社と乗客との間では，事故前から，乗車時点で，運送契約，輸送契約が成立しているので，契約に基づく債務不履行責任も問題となる．運送契約，輸送契約は，単に乗客を運送，輸送すれば足りるわけではなく，乗客に損害を与えないように安全に配慮しながら運送，輸送することが債務の内容となるから，事故を起こして顧客に損害を与えた場合は，債務不履行となる．

(iii) 不法行為の特則

（使用者等の責任）
民法715条
1　ある事業のために他人を使用する者は，被用者がその事業の執行について第三者に加えた損害を賠償する責任を負う．ただし，使用者が被用者の選任及びその事業の監督について相当の注意をしたとき，又は相当の注意をしても損害が生ずべきであったときは，この限りでない．
2　使用者に代わって事業を監督する者も，前項の責任を負う．

　なお，自らの過失により損害を与えた場合でなくても，不法行為責任が問われることもある．

　たとえば，勤務医の過失により医療過誤が生じた場合，勤務医個人が不法行為責任を問われるとともに，勤務医を使用していた医療機関が使用者として（民法715条1項本文），場合によっては，勤務医を指導監督する立場にある上司たる医師，医長，科長も代理監督者として（同条2項），勤務医とともに責任を問われる．

(b) 特別法上の責任

　損害賠償に関する規定は民法以外の法律にも存在している．自動車で人身事故を起こした場合は，自賠責保険（自動車損害賠償責任保険）制度を規定した自動車損害賠償保障法（自賠法）に，不法行為責任の特別規定として，運行供用者責任（同法3条）が設けられている．

> （自動車損害賠償責任）
> **自動車損害賠償保障法 3 条**
> 自己のために自動車を運行の用に供する者は，その運行によつて他人の生命
> 又は身体を害したときは，これによつて生じた損害を賠償する責に任ずる．
> ただし，自己及び運転者が自動車の運行に関し注意を怠らなかつたこと，被
> 害者又は運転者以外の第三者に故意又は過失があつたこと並びに自動車に構
> 造上の欠陥又は機能の障害がなかつたことを証明したときは，この限りでな
> い．

　自賠法が規定する運行供用者責任は，「自己のために自動車を運行の用に
供する者（運行供用者）」は，運行によって他人の生命，身体を害したとき
は，これによる損害を賠償する責任があると端的に規定したうえ，ただし書
以下で，①運行供用者において，自分自身にも，自分のために運転してくれ
る運転者にも過失がなく，②被害者または運転者以外の第三者に過失がある
こと，③自動車に欠陥も機能障害もないことを証明したときは，責任を免が
れるとしている．被害者が過失を立証しなければならない民法 709 条とは
異なり，人身事故を起こすと，損害賠償責任を負うことが原則となる．運行
供用者は①〜③の 3 つの免責要件を立証できなければ責任を負わなければ
ならない．実質的無過失責任といわれる厳しい内容となっている．

B．刑事責任

　民事責任とは別途，国家刑罰権に基づき懲役や罰金といった刑罰を科され
る刑事責任も生じる．過失によって物を壊した場合は処罰されないが，人身
事故については「自動車の運転により人を死傷させる行為等の処罰に関する
法律」による犯罪の成立が問題となる．

C．行政責任

　さらに，行政庁（公安委員会）が行う免許取消や免許停止，反則金納付な
どの行政処分を受ける行政責任も生じる．

　交通事故に限らないが，医師の場合，医師法による医師免許取消，業務停
止の処分（医師法 7 条 2 項）なども行政責任である．

③ 責任保険

　法律上の損害賠償責任，つまり，民事責任を負った場合，加害者として負う損害をカバーする保険が責任保険である．

> **保険法 17 条 2 項**
> （抜粋）
> 責任保険契約（損害保険契約のうち，被保険者が損害賠償の責任を負うことによって生ずることのある損害をてん補するものをいう）．……

　医療過誤により，医師が患者に対する損害賠償責任を負った場合，一定の条件のもと，医師賠償責任保険より，損害賠償額に相当する保険金が支払われる．

　交通事故により，加害者が被害者に対し損害賠償責任を負った場合，人身事故であれば，自賠責保険，それを超える部分をカバーする任意対人賠償責任保険，物損事故であれば，対物賠償責任保険から，保険金が支払われる．

　あくまでも民事責任を負った加害者の損害をカバーする保険であるから，刑事責任，行政責任までカバーするものではない．よって，罰金や科料，過料や反則金は保険ではカバーされない．

　また，民事責任が生じた場合の保険であるから，過失が認められない，損害との相当因果関係が認められないなど，損害賠償責任が成立しない場合は，いかに重大な被害が生じても保険金は出ない．

　厚生労働省医療安全対策検討会議（平成 14 年 4 月 17 日）「医療安全推進総合対策〜医療事故を未然に防止するために〜」における定義にあてはめるならば，医療事故（医療に関わる場所で医療の全過程において発生する人身事故）が生じても，医療過誤（医療事故のうち，その発生原因に，医療機関・医療従事者の過失（医療行為上の注意義務違反）があるもの）でなければ，責任保険ではカバーされない．医療事故が生じたから見舞金を支払うといっても責任保険でカバーすることは不可能である．

④　医師の民事責任

　法的責任のうち，最もハードルが低い，つまり，責任を問われやすいのが民事責任である．

　前記のとおり，医師の民事責任というと，医療機関の運営者と診療契約を締結する契約当事者である患者（ないしその家族）が，医療行為から損害を被った場合，債務不履行ないし不法行為として，賠償を求めるのが通常である．

　もとより，医療行為は結果責任を問われるものではない．不幸な転帰をたどったからといって法的責任が生じるわけではない．医師として求められる注意義務を尽くしたかどうかによって法的責任が判断される（この意味において，過失の有無を問わない「医療事故」と過失のある「医療過誤」は内容を異にする）．

　医師に求められる過失に関する裁判所の見解を明らかにしたリーディングケースは未熟児網膜症に関する最高裁平成 7 年 6 月 9 日判決（民集 49 巻 6 号 1499 頁．以下，「平成 7 年最高裁判決」という）といわれている．当該判決では，「本件診療契約に基づき，人の生命及び健康を管理する業務に従事する者として，危険防止のために経験上必要とされる最善の注意を尽くして（患者）の診療に当たる義務を負担したものというべきである」と，最高裁昭和 36 年 2 月 16 日判決（民集 15 巻 2 号 244 頁）を引用したうえ，「注意義務の基準となるべきものは，診療当時のいわゆる臨床医学の実践における医療水準である」と，最高裁昭和 57 年 3 月 30 日判決（裁判集民事 135 号 463 頁）も引用し，「医療水準論」を示した．

　要するに，臨床の現場に求められる医療レベルをクリアしていれば，不幸な結果が生じても法的責任は生じない，そのレベルをクリアしていなければ法的責任を免がれないとしたのである．今日においても，患者に対する注意義務としては，「診療当時の臨床医学の実践における医療水準」をクリアしているかどうかによって，その法的責任の有無が決せられる．医師は，自己ベストを尽くしても，医療水準に達していなければ責任を問われる，前述の

「抽象的過失」にほかならない.

　なお，債務不履行構成の場合でも，注意義務に違反したかどうかによって，債務不履行の事実があったかどうかが決せられるので，同様のアプローチがなされる.

⑤ 医師の診断の責任

（1） 運転免許に係る医師の診断

　運転免許に係る医師の診断の法的責任についても以上のような一般論が前提となる．この点について最も想定されやすい場面は，医師が，患者に運転能力あり，運転することに支障がないと診断していたにもかかわらず，患者が事故を起こしてしまい，患者自身あるいは第三者が損害を被った場合，医師はその責任を負うのかという場面である.

A． 注意義務違反（過失ないし債務不履行）

　ここでも，平成 7 年最高裁判決が示した注意義務の基準があてはまる.

　よって，運転能力あり，運転に支障がないと診断した当時の臨床医学の実践における医療水準をクリアしていたならば，その後，患者が事故を起こしたとしても，医師が結果責任を問われることはない．その反面，その診断がおよそ医療レベルに達していない，医療水準をクリアしていないと評価される内容であれば，法的責任を問われることは避けられない.

　「臨床医学の実践における医療水準」と抽象的な表現では，内容がよくわからないことは確かである．この点，平成 7 年最高裁判決は，つづけて，「当該医療機関の性格，所在地域の医療環境の特性等の諸般の事情を考慮すべきであり，右の事象を捨象して，すべての医療機関について診療契約に基づき要求される医療水準を一律に解するのは相当でない」とも判示しており，ますます内容が不明確である.

　ここまですれば大丈夫といった明らかなラインは存在しないのであって，事案ごとに個別具体的に判断せざるを得ない．およそ運転など不可能であるほど心身の機能低下が顕著であるにもかかわらず，運転は可能と診断すれば，医師に求められる注意義務に違反したと評価される.

▌B. 因果関係

　もっとも，損害賠償責任の問題であるから因果関係が認められること，医師の診断ミスによって患者の損害が生じたといえることも必要である．

　運転能力が一般的に失われているから生じた事故というわけではなく，たまたま，よくある運転ミスにより生じた事故であれば，医師が運転能力ありと診断したことと無関係の事故であるから，法的には因果関係が認められない．

　運転能力がないにもかかわらず，医師があると診断したからこそ，それによって，患者が運転をするに至ったが，そもそも運転能力がなかったため，事故を起こしたといえる場合でなければならない．

　このとき問題となるのが，医師が運転の可否を決するわけではない，ということである．医師の診断をふまえ，患者本人が運転するかどうかを自ら判断するし，免許は行政の判断を経ている．患者の状態の診断を誤ったことにより，患者本人が運転継続を希望し，免許継続（取消しや停止とならなかった）となり，事故を起こして第三者に損害を与えることは，医師の行為から直ちに生じる事故ではない．

　患者の判断，行政の判断を介在したうえ，患者自身の行為の結果として，医師とは何ら法的関係にない第三者に生じた事故の賠償問題であり，医師の診断と直結しているわけではない．

　法的には，医師の診断に過失があるかどうかだけでなく，医師の診断から，第三者の損害が生じたといえるか，相当因果関係があるといえるのか，民法709条の「よって」といえるのかどうか，この点も問題となってくる．

▌C. 裁判例

　実務において問題提起はなされているが，医師が運転可能と診断した患者が事故を起こした場合における医師の民事責任が，具体的に現実問題として法廷で問題となっているわけではないと思われる．そこで，これまでの他の裁判例をふまえて検討せざるを得ない．

参考となる裁判例

（1）診断当時の判断

　医師が，医学の専門家として，専門的知見をふまえて行った診断，判断について，そう簡単に法的責任が認められるわけではない．

　司法の場でも，医師の裁量は尊重され安易な結果責任は問われていない．

　名古屋高裁昭和56年10月28日判決（判時1038号302頁）〔原審：津地裁昭和55年4月21日判決（判時994号94頁）〕は，旧道路交通法の指定医による精神薄弱者との診断によって免許取消となった職業運転者が，後日，無効等確認訴訟により精神薄弱者であることが否定され処分が取り消されたことから，指定医，公安委員会に過失があるとして国家賠償法上の責任を求めた事案において，指定医の過失を否定している．当時は，精神薄弱者の概念について種々の学説があったこと，脳波検査や知能検査等が医学上必須とされていたとも認められないことから，知的能力のみにより判断し知能検査や脳波検査を実施しなかったことをもって指定医の過失と主張した運転者の請求を排斥している．

　後日，診断の内容が否定されることとなっても，その当時の判断として誤りでなければ責任は問われないのである．他の見解，他の手法が存在していることが直ちに判断を誤りとするわけでもない．

（2）法定手続の介在

　また，医師の事案ではないが，福岡地裁昭和62年7月7日判決（判時1258号110頁）は，刑事事件において有罪判決を受けた殺人事件の被告人が，誤った鑑定をしたと鑑定人に損害賠償請求した事案であるが，鑑定の結果等，判決成立の過程の裁判関与者の行為に不正があるとして責任追及できるのは，当該鑑定等が直接的な権利侵害を伴うものであるとか，当該鑑定等につき虚偽鑑定罪（刑法171条）等の有罪判決が確定している等，明らかに公序良俗違反の事実があるような例外的な場合に限られると判示している．

　本判決は，裁判関与者の行為を別訴として争うことができるとすると裁判という法定手続を事実上無意義ならしめかねないことを理由にあげている．

　この点からは，医師が道路交通法により求められている診断を行ったからといって，医師の診断に拘束され直ちに免許継続（取消しや停止とならない）となるわけではなく，行政手続，行政としての判断も経ているとの意味において，医師の責任追及の場面は限定されるといえるであろう．

　遺産分割事件において不動産鑑定を行った鑑定人の責任が追及された東京地裁平成27年5月13日判決（判例集未登載：平成26年(ワ)第17411号事件）でも同様の判示が示されている．

(3) 医師の加害者性

　最高裁平成8年9月3日判決（判時1594号32頁）は，措置入院中の患者が殺人事件を起こした場合に病院の責任を肯定しているが，院長，担当医師，看護師らに「(患者が) 他人に危害を及ぼすことを防止すべき注意義務を尽くさなかった過失の存することは到底否定し難い」とした．

　第三者を殺傷することが予見できた措置入院中の患者の起こした殺人事件と，認知症高齢者が交通事故を起こした場合を同列に扱うことはできないが，認知症のおそれがあるとして医師の診断が求められた患者に，認知症ではないと診断したものの，認知機能の低下により事故を起こすことが具体的に予見できる事情があれば，「他人に危害を及ぼすことを防止すべき注意義務」の違反が問われる．

　ここでの予見とは，抽象的に，高齢者であれば認知機能が低下して事故を起こす可能性はあるというものではなく，具体的に当該高齢者が事故を起こすことについての予見である．

⑦　社会的背景

　医師の臨床医学の実践における医療水準をクリアしている判断，専門的知見をふまえて行った診断については，仮に結果としてその結論が否定される，あるいは悪しき結果の一因となったとしても，責任を問われることは，

特別な事情でもない限り，ないといえる．反対に，いかに医師の診断であっても，悪しき結果の発生を知っていた，あるいは具体的に予見できる事情がありながら，その予見を怠った場合，いわば故意または重大な過失があるといえるような場合には，責任を免れることはできない．

　結局のところ，通常の診療において求められる注意義務の延長として捉えられるべき問題でないかと思われる．

　もっとも，てんかんなど一定の病気を有する運転者，高齢運転者により重大事故がひき起こされるとマスメディアも大きく取り上げ，一定の病気を有する患者，高齢者の運転は常に危険であるかの誤解を与える報道がなされることも少なくない．その結果として，主治医の責任を問う声が大きくなること，責任の厳格化が求められる事態も十分予想される．

　言うまでもなく，交通事故の防止，被害者救済は最優先課題である．しかし，同様に，一定の病気を有する患者，高齢者の権利も十分に擁護されなければならない．

　医師の役割，社会の期待が大きくなるにつれ，医師には，ますます困難な判断が求められることになる．

　本来，個別具体的な判断とならざるをえない法的責任の問題であるが，法曹界，医学界が協力して何らかの客観的指標を示すことが必要であると思われる．

■ おわりに―診断書を作成した医師の責任―

　診断書を作成した医師の責任について，裁判例の集積もなく具体的な判断基準も全く明らかとなっていない現状において，今後の展開を予想することは困難ではあるが，以下のような点が問題となりそうである．

①更新時の認知機能検査あるいはその他の事情から，認知症のおそれ（疑い）があるから，臨時適性検査，医師の診断書が必要となったものである．
　→ そもそも，認知機能の低下により運転に支障がありうることが前提となっている．

よって，安易に認知症でないと判断できる場面ではない．

②診断書提出命令は患者本人に対するものであるから，医師に診断書の作成を義務付けるものではない．

→ 判断が困難な場合は，専門的機関を紹介すること，警察に照会することが可能である．

よって，診断書を作成する以上は，当然に医師として医療水準にかなう責任が生じる．判断が困難であることをもって免責されるわけではない．

③認知機能検査・神経心理学的検査，臨床検査の結果などの客観的情報は正しく記載されなければならない．

→ 客観的情報について，あえて虚偽の記載をした場合，責任が生じる可能性が高い．誤って事実ではない記載をした場合，その内容によっては責任が生じる可能性がある．

④診断，病状，見込み，意見などは，専門的知見に基づき評価する．

→ 医療ミスに該当するかどうかと同様の問題である．

　免許を取り上げられると生活できないから，と患者本人や家族に頼まれて，検査結果をごまかしたり，明らかに認知症であると診断すべきところを認知症でないと記載した場合には，医師としての責任が求められる可能性が高い．免許がないと気の毒であるという動機は，医学的判断に影響を及ぼすべきものではない．

　反対に，客観的情報は正しく記載したうえで，医師としての専門的知見に基づく判断として認知症ではない，と診断したものの，その後，患者が事故を起こしてしまった場合であれば，医師が責任を問われる可能性は高くない．

〈古笛恵子〉

Ⅱ

実践編

― 臨床現場における医師の役割と留意点 ―

1　新改正道路交通法における認知症の運転と専門医の役割

Point

- 認知症専門医は，平成27年改正道路交通法において，軽度認知障害（MCI）と初期認知症の境界例，レビー小体型認知症，前頭側頭型認知症などの診断困難例の診断を求められることが予想される．
- 診断書の作成を依頼され，診察の結果，認知症と診断した場合は自主返納をもう一度勧める．
- 日常の診療でMCIと診断した場合は，認知症への進展の可能性，その場合の自動車運転中止の必要性，それを見越した自分の自動車運転に頼らない生活環境の整備などを本人や家族とじっくり話し合う．

■　はじめに

　平成27年改正道路交通法は，平成27年6月に公布され，平成29年3月12日に施行された[1]．他稿で詳しく解説されているように平成27年改正前道路交通法では75歳以上の免許更新時の認知機能検査で第1分類（認知症のおそれがある者）であっても，一定期間内に認知機能が低下した場合に行われやすい信号無視等の違反行為（基準行為）をしない限りは，医師の診断を受ける義務を負わないとされていたが，今回の改正では第1分類に該当した者は基準行為がなくても医師の診断を受けることを義務付けられている．すなわち，平成26年では第1分類に該当した約5万3000人のうち，基準行為をして医師の診断を受けた者は約1200人にすぎなかったが，

今回の改正法では本人が免許の返納を望まない場合，この約5万人の多くが医師の診断ないし診断書を求めてくることになると推定されていた．したがって，これまで診断書作成を求められるのは，ほぼ認知症の専門医に限定されていたが，今回の改正法ではかかりつけ医の積極的な協力が期待されるようになり，警察庁から日本医師会にも協力が要請された．それでは，専門医の役割は変わらないか減少するかといえば，全くそのようなことはない．そもそも対象者の数が数十倍に増加することから，かかりつけ医との役割分担をうまく行ったとしても，診断を求められる件数は増加することが予想される．

 ## ① 診断困難例への対応

　求められている診断は，①アルツハイマー型認知症などの認知症，②認知症ではないが認知機能低下がみられ，今後認知症となるおそれがある（軽度の認知機能の低下が認められる・境界状態にある・認知症の疑いがある等），あるいは③認知症ではない，のいずれのグループに該当するかであろう[2]．特に初期の認知症と軽度認知障害（mild cognitive impairment：MCI），すなわち①と②の鑑別は，非専門医には困難なことが多く，専門医に紹介される可能性が高い．MCIの場合は原則として6カ月後に臨時適性検査を行うとされており，再度医師の診断を受けなくてはならなくなるため，このグループの診断が蓄積するようになると，診療現場の負担が大きくなると思われる．

　道路交通法でいう認知症とは，介護保険法5条の2の規定，すなわち「認知症とは，脳血管疾患，アルツハイマー病その他の要因に基づく脳の器質的な変化により日常生活に支障が生じる程度にまで記憶機能及びその他の認知機能が低下した状態」をいう．認知症の最近の診断基準であるDSM-5においても，ほぼ認知症に相当するmajor neurocognitive disorder（major NCD）は，以前は自分でできていた事を他人がとって代わらなければならないほど（日常生活上の）自立性が妨げられとされ，ほぼMCIに相当するmild neurocognitive disorder（mild NCD）では自立性は保たれているも

のの微かな障害がみられたり，以前より努力や時間を要したりすると記載されている[3]．したがって，同じアルツハイマー病による認知機能障害でも認知症なのか MCI なのか，①か②の診断は，複雑な ADL の障害を聞き取り，日常生活の自立度を明らかにする必要がある．このような高度な診断技術を要する診断は，専門医が中心になって対応すべきであろう．

　警察庁から示されている診断書モデル様式には，認知機能検査・神経心理学的検査と並んで画像検査を含む臨床検査結果の記載ないし添付が求められている．レビー小体型認知症や前頭側頭型認知症の補助診断として重要な MRI や SPECT，MIBG 心筋シンチグラフィーなどは，かかりつけ医の施設で実施することが困難な場合も多く，アルツハイマー病と血管性認知症以外の初期認知症の診断も専門医に求められる役割であろう．また，診断書モデル様式では「（甲状腺機能低下症や慢性硬膜下血腫，正常圧水頭症など）その他の認知症と診断された場合に，現時点での病状（改善見込み等についての意見）」を記載することが求められている．ⓐ認知症について 6 カ月以内に回復する見込みがある，ⓑ認知症について 6 カ月以内に回復する見込みがない，ⓒ認知症について回復の見込みがない，のいずれかを選択することになるが，これらの疾患の診断と回復見込みの予想も専門医の役割であろう．現時点では，ⓑやⓒに比べてⓐの 6 カ月後の診断書提出を求める診断が非常に多くなっており（Ⅰ ④ 図 15 を参照），蓄積してくると診断医の負担が大きくなることが予想される．

② 自主返納の促進と進行を予想した生活指導

　本書の他稿でも紹介されているように，平成 27 年改正道路交通法の施行後は，運転免許証を返納する高齢者が大幅に増加している．自主返納の増加は，ある程度予想されていたものの，警察庁や我々の予想をはるかに上回るペースである．第 1 分類と判定された後に自主返納した者のうち，8 割以上の者が臨時適性検査の通知または診断書提出命令を受けた後に自主返納している事実から，診断書のために受診した医療機関の医師等から説得やアドバイスを受けた結果，運転の断念を決心し，自主返納を選択したケースが数

多くあると考えられている[4]. したがって, 専門医に限ったことではないが, 診断書を求めて診察に訪れた認知症患者に対して, もう一度丁寧に法律の内容や自主返納制度のメリットなどを説明し, 自主返納を勧める意義は大きい. この段階で, 納得して運転中止を決断できれば, 運転中止後の様々な特典を享受することができる.

かかりつけ医の外来に比べて, 専門医の外来にMCIの占める割合は圧倒的に多いはずである. MCIの段階で, 認知症への進展の可能性, その場合の自動車運転中止の必要性, それを見越した自分の自動車運転に頼らない生活環境の整備などを本人や家族とじっくり話し合い, ゆっくり寄り添うことができれば, 認知症の自動車運転の問題はある程度解決できるようにも思われる. 専門医の認知症診療の力量が問われるところである.

③ 専門医集団としての役割

平成27年改正道路交通法施行前には, 多くの専門学会から提言と対応マニュアルが公表された. これほど多くの関連学会が公的に立場を表明した事例を筆者は知らないが, それほど運転中止による個人の権利への影響が大きく運転中止後の生活支援策が少なくとも並行して実施されなくてはならないこと, 基本的には医師による認知症の診断があれば運転中止となる制度に潜む危険性を十分認識していたからにほかならならない. たとえば, 日本認知症学会を中心とする関連4学会は, 省庁横断的な対策の構築には全面的な協力を表明する一方で, ①運転中止後の生活の質の保証と運転免許証の自主返納促進, ②初期認知症の人の運転能力の適正な判断基準構築のための研究推進と実車テスト等の導入の早急な検討を促している **図1** [5]. また, 日本老年精神医学会は, その提言の中で同改正法の趣旨に賛同しつつ, 高齢者の尊厳を守り, 生活の質を保証することが, 法の実効性を上げるために不可欠であることを強調している. そして, ①道路交通インフラの安全対策, 高齢運転者を支援するハードウエアの開発促進, ②運転免許の取消し・自主返納に対応する「生活の質」の保証, ③高齢者講習会での実車テスト等の導入, ④「認知症」と一括されていることの問題点, について早急な対策を促して

平成 29 年 1 月 6 日

　　提　　言

日本神経学会
日本神経治療学会
日本認知症学会
日本老年医学会
（五十音順）

　超高齢社会と急速なモータリゼーションが進むわが国においては、人口減少に伴い公共交通機関網が縮小する地域も多く、高齢者の自動車運転をどのように支援し、運転中止者の生活の質をどのように維持するかは、喫緊の課題であると考えます。その中でも、認知症の人の運転問題は、多数の歩行者を巻き込んだ死亡事故や高速道路の逆走事故の急増、運転中止後の生活範囲の狭小化や活動性の低下といった課題に直面しています。

　認知症施策推進総合戦略（新オレンジプラン）でも謳われているように「認知症高齢者等にやさしい地域」は、「決して認知症の人だけにやさしい地域」ではないはずで、すべての生活弱者、すべての国民にやさしい地域づくりを目指す必要があると思われます。私たちは、平成 29 年 3 月の改正道路交通法施行に向けて、高齢者、特に認知症の人の尊厳を守り、運転中止後の本人ならびにその家族の生活の質を保証することが重要であると考えます。つきましては、早急に、次のような対策を検討くださいますようお願い申しあげます。

・運転中止後の生活の質の保証と運転免許証の自主返納促進

　運転中止後に認知症の人やその家族が社会から孤立しないための、公共交通システムの再整備や自動運転等の代替交通支援システムの開発、それらの利用者負担の軽減なくして、法の実効性は上がらないと思われます。生活の質を保証した上で、社会の安全が重要であることを丁寧に説明し、可能な限り強制的な手段ではなく、運転免許証の自主返納を促進する必要があります。省庁横断的な対策の構築には、私たちも全面的に協力したいと考えます。

・運転能力の適正な判断基準の構築

　認知症の進行に伴い運転リスク、事故が増加することは自明であり、科学的エビデンスも蓄積されています。一方で、ごく初期の認知症の人、認知症の前駆状態が高率に含まれている軽度認知障害の人、一般高齢者の間で、運転行動の違いは必ずしも明らかでありません。特に初期の認知症の人の運転免許証取り消しに当たっては、運転不適格者かどうかの判断は、医学的な「認知症の診断」に基づくのではなく、実際の運転技能を実車テスト等により運転の専門家が判断する必要があります。今後、軽度認知障害の人、初期の認知症の人の運転能力については、さらなる研究を進めて行く必要があると思われます。

図1 改正道路交通法施行に向けての提言（日本神経学会他関連 4 学会）

平成 28 年 11 月 15 日

警察庁長官
　坂口　正芳　殿
厚生労働大臣
　塩崎　恭久　殿
国土交通大臣
　石井　啓一　殿

公益社団法人日本老年精神医学会
理事長　新井平伊

改正道路交通法施行に関する提言

　平成 27 年度の交通安全白書によれば、わが国の四輪車乗車中事故死者の 43.8% を高齢者が占めています。さらに、昨今では、児童を含む歩行者を巻き込んだ高齢運転者による死亡事故のニュースが後を絶ちません。こうした情勢に鑑み、公益社団法人日本老年精神医学会（以下、当学会と略す）は、平成 29 年 3 月の改正道路交通法施行に向けて、次のような提言を発することと致しました。

　当学会は、改正道路交通法の趣旨に賛同し、その施行は今後の交通事故防止につながる大きな歩みと考えますが、社会の安全を担保しつつ、同時に、高齢者の尊厳を守り、生活の質を保証することが、法の実効性を上げるために不可欠であると考えます。つきましては、早急に、次のような対策をご検討くださいますようお願い申し上げます。

1. 道路交通インフラの安全対策、高齢運転者を支援するハードウェアの開発促進

　事故のリスクを下げると同時に、万一の事故の被害を最小にする為の備えが必要です。

(1) 高速道路パーキングエリア等での逆走防止用ゲート設置
(2) 児童の通学路におけるガードレール設置、通学路への自動車進入禁止の強化
(3) 自動ブレーキ、ペダル踏み間違い防止装置等の標準装備化およびその車両の購入補助制度の導入、この他高齢者が安全に運転できるような装備の開発・普及
(4) 視覚、聴覚等、高齢者の感覚機能低下に配慮した交通標識等の開発、設置

2. 運転免許証の取り消し・自主返納に対応する「生活の質」の保証

　免許の返納が、高齢者やその家族の生活の質を下げることがないよう、代替支援策を並行して進める必要があります。

(1) 公共交通が発達した都市部においては、収入に応じてタクシー利用券やバス乗車パス等の支給を検討すること
(2) 既存の公共交通システムが不十分な地域では、地域の実情に配慮した交通支援システムの開発・普及

図 2 改正道路交通法施行に関する提言（日本老年精神医学会）（次頁へつづく）

3. 高齢者講習会での実車テスト等について

ドライブシュミレータや教習所内での運転試験では、路上での安全運転に不可欠な認知、予測、判断、操作等の総合的な能力評価には不十分です。必要な場合には、教習所外での実車テストの導入を検討すべきだと考えられます。運転能力は、講習予備検査（認知機能検査）、その他の認知機能検査、実際の運転技能の評価等から総合的に判断されるべきです。

4.「認知症」と一括されていることの問題点

認知機能の変化を引き起こす病気の種類等によって、記銘力、見当識等の障害が心理検査上明らかでも、安全な運転技能を持つ人がある一方で、こうした機能に変化が見られなくても、安全な運転が著しく困難になる人もあります。つまり、認知機能の低下による運転不適格者であることと、『認知症』と診断されていることは必ずしも同義ではありません。「認知症」と一括りにして運転を制限するのではなく、その個人が生活する場の特性を踏まえて、現実的な能力評価に根ざした判断が必要だと考えられます。この課題については、今後の医学的エビデンスの集積と改正道路交通法施行後の事故事例分析等に基づき、将来検討されるべきであると判断されます。

これら4項目の中で、特に1および2については速やかに実行されることが重要と考えます。「高齢者の生活の質」を保証した上で「より安全な社会の構築」を目指し、運転免許証の取り消しや自主返納だけに終始せず、道路交通に関するハード・ソフト両面の整備が喫緊の課題であると考えます。

以　上

図2 つづき

いる **図2** [6]．今後も実証的な研究を重ね，患者と家族の立場に立った提言をすることにより，社会的な貢献を果たす義務があると思われる．

■ おわりに

自動車の運転には，記憶，視空間認知，交通法規等の知識，判断力，注意能力などの多くの認知機能が必要となり，これらの認知機能に広範な障害を有する認知症患者は，高齢者の中でも特に，事故を生じるリスクが高くなると考えられる．しかし，MCIレベルの高齢者やごく初期の認知症患者が，一般の高齢者と比べて事故を起こすリスクが高いという報告はほとんどな

い．どのような認知機能障害が事故のリスクに繋がりやすいのかを明らかにして，少なくともMCIの段階ではそれらの機能低下に対するリハビリテーションや運転補助機能の開発に貢献すべきであろう．一方では，自主返納を促進し納得して運転を止める人が増えるように，行政などと協議を重ね自主返納者に対する支援策を充実させたり，患者や家族に改正された道路交通法の内容や運転中止後の支援策に関する情報を丁寧に説明して自主返納を促すことも，専門医の重要な役割であろう．今回の道路交通法の改正により，未診断のMCIや認知症高齢者が（診断書の提出を求められた結果）専門医を受診することになる場合も多数あることが予想されるが，運転の問題に注目するだけでなく，専門医として早期診断の機会と前向きに捉えて，対象の高齢者や家族に有用な疾病教育や生活指導が実施できれば素晴らしいと思われる．

◆ 文 献

1) 道路交通法改正（平成29年3月12日施行）. 2017.
〈https://www.npa.go.jp/koutsuu/kikaku/koureiunten/koureiunntennmatome.html〉
2) 日本医師会. かかりつけ医向け認知症高齢者の運転免許更新に関する診断書作成の手引き. 2017.
〈http://dl.med.or.jp/dl-med/doctor/ninmen/20170301kaigo_tebiki.pdf〉
3) 池田 学. 認知症（DSM-5）. 5. In: 神庭重信, 総編, 池田 学, 編. DSM-5を読み解く. 東京: 中山書店; 2014. p.31-4.
4) 久米井 強. 改正道路交通法の効果について. 月間交通. 2017; 11: 20-6.
5) 日本神経学会, 他. 改正道路交通法施行に向けての提言について. 2017.
〈https://www.neurology-jp.org/news/news_20170111_01.html〉
6) 日本老年精神医学会. 改正道路交通法施行に関する提言. 2017.
〈http://www.rounen.org〉

〈池田　学〉

2　新改正道路交通法における認知症の運転とかかりつけ医の役割

Point

● 平成27年道路交通法改正（2017年3月12日施行）によって，認知症のおそれのある高齢者の運転免許更新に際して，医師の診断書が求められることとなった．

● この診断書作成に適切に対応することが，かかりつけ医に期待されている．

● 認知症の診断にあたっては，日常生活の自立レベルを確認することが重要である．また，診断書作成の際，日本医師会の「かかりつけ医向け 認知症高齢者の運転免許更新に関する診断書作成の手引き」が参考になると思われる．

● 運転免許証を失った高齢者への生活上の情報提供，健康指導は，かかりつけ医の新たな重要な役割と考える．

① 高齢者の運転免許更新に関わる診断書とかかりつけ医の役割

　昨年（2017年）3月12日より，平成27年改正道路交通法が施行され，以後，75歳以上の高齢者が運転免許を更新する際には，運転免許センターにて認知機能検査が行われ，第1分類（認知症のおそれがある）とされた人については，医師の診断書が求められることとなった．その際，認知症と診断され，その旨の診断書が提出された場合は，公安委員会にて運転免許が

取り消されることになる．すなわち，かかりつけ医が認知症の診断を通して，認知機能に衰えのある高齢者の自動車運転についてゲートキーパーの役割を担うこととなったともいえよう．

　元来，かかりつけ医には，患者が住み慣れた地域において健康で安全な社会生活が送れるよう指導・支援を行う役割が求められている．すなわち，たとえば疾病により，あるいは高齢に伴って歩行が不安定となり転倒のリスクが高い患者に，杖や車椅子を用いて移動するように指導するのと同様に，明らかに認知機能の障害が進みつつあり，自動車運転に危険が予想されるケースにおいては，運転を断念するよう説得し，また，運転免許更新の際に診断書を求められた際には，適切に診断することが重要と考える．その際，認知症の診断を行うケースにあっては，単に診断書を交付するのみならず，認知機能検査の結果がよくないことを説明し，診断書提出後の公安委員会での審査において免許証の更新が認められない可能性が高いことを丁寧に伝えることが大切である．これによって，患者から免許証の更新を断念する旨の申し出があった場合，診断書を作成しないで，運転免許証更新の手続の取下げを指導するのも一法である．

② 診断書作成に際して日常生活への適応状況の把握の重要性

　一方では，認知機能の低下がみられても，明らかに認知症のレベルとは判断しきれない境界域（軽度認知障害：MCI）のケースも少なくない．すなわち，軽症であっても認知症と診断すると免許更新が拒否されることに対して，MCIとの診断では暫定的（半年～1年）であるが運転が認められるため，重要な判断の場面にかかりつけ医は直面することとなった．これらのケースにおいては，慎重な診断が求められる．長年のかかりつけの患者であれば，認知機能障害の経時的進行の様子を日頃の診察から，また，生活における支障（障害）の有無およびその内容を患者並びに家族からおおむね把握できているケースが多い．しかし，外来受診がきわめて不規則であったり，診察に際して日常生活の様子をほとんど語らない患者については，家族にも

表1 認知症の定義

❶ 介護保険法5条の2

　脳血管疾患，アルツハイマー病その他の要因に基づく脳の器質的な変化により，日常生活に支障が生じる程度にまで記憶機能及びその他の認知機能が低下した状態

❷ DSM-5[1]（米国精神医学会（APA）が策定した「精神疾患の診断・統計分類 第5版」）

A. 1つ以上の認知領域（複雑性注意，実行機能，学習および記憶，言語，知覚‐運動，社会的認知）において，以前の行為水準から有意な認知の低下がある

B. 毎日の活動において，認知欠損が自立を阻害する（すなわち，最低限，請求書を払う，内服薬を管理するなどの，複雑な手段的日常生活動作に援助を必要とする）

C. その認知欠損は，せん妄の状況でのみ起こるものではない

D. その認知欠損は，他の精神疾患によってうまく説明されない（例：うつ病，統合失調症）

情報を確認することが望ましい．認知症，とくにアルツハイマー型認知症（DAT）の患者では，日常生活の障害をきたしていても，自分でできていると主張する人が多いからである．

　認知症の診断には，認知機能の障害によって日常生活に支障をきたしていることを確認することが必須で，認知症の定義（**表1**：介護保険法，DSM-5[1]）に明示されている．すなわち，認知機能のある領域における明らかな障害がみられたとしても，日常生活に支障が生じていなければ厳密には認知症とは診断できないわけである．

③ 日本医師会：診断書作成の手引

　平成27年改正道路交通法の施行にあたり，高齢者の身近な立場で見守り，診療を行っているかかりつけ医に診断書を求められることが多いと予想されたため，日本医師会では，筆者を含め7名のプロジェクトメンバーで「かかりつけ医向け 認知症高齢者の運転免許更新に関する診断書作成の手引き」（以下，「手引き」という）を作成し，同改正法施行前の2017年3月8日よりホームページに公開している．以来，かかりつけ医が当該診断書を作成する際に手引きは活用されている．

　手引きにおいて，認知症を診断するにあたって，必ず，改訂長谷川式簡易

知能評価スケール（HDS-R），ミニメンタルステート検査（MMSE）等の認知機能検査を行うことを求めている．その中で，認知症の可能性を推測する目安として，両スケールとも 20 点以下の評点と定めている[2, 3] **表2**．MMSE においては，近年，ことにアルツハイマー型認知症の早期治療を可能とする観点から 23 点以下を認知症とする考え方もあるが，手引きでは Folstein らの原著論文[3] のカットオフ値 20/21 を採用している．以上の評価スケールの点数はあくまで目安であり，もともとの知的障害，失語症の有無，症状進行の様式等を勘案し，さらに，日常生活への障害の有無，そのレベルを精査の上，可能であれば画像所見も加味して診断する．また，両スケールを実施するにあたり，運転能力との関連が示唆されている下位評価項目[4] **表3** に注目することも有用であろう．

一方，レビー小体型認知症（DLB），前頭側頭型認知症（FTD）等では，評点が高くても認知症と診断すべきケースも存在する．手引きでは，人格変化，行動障害がみられるケース，躁うつの感情障害，幻覚妄想症状がみられるケース，意識レベルの変動ないし一過性の意識障害がみられるケース等

表2 認知症スクリーニング検査として用いられる 2 つの代表的評価尺度および認知症を推測するカットオフ値

❶改訂長谷川式簡易知能評価スケール（HDS-R）
　　認知症の可能性を検討≦20 点 /30 点[2]

❷ミニメンタルステート検査（MMSE）
　　認知症の可能性を検討≦20 点 /30 点[3]

表3 評価尺度（下位項目）のうち，特に注目すべき項目
HDS-R，MMSE ともに，これらの総得点のみで認知症と直ちに診断することはできない．一方，これらの尺度の下位項目のいくつかは，自動車運転の能力と深く関連していると思われるものがある[4]．

❶連続 7 減算（100 から 7 を順次引いて答える質問項目）
　　【論理的ワーキングメモリ，注意機能の評価】
　　⇒　同時処理能力低下，モニタリング機能低下

❷描画（二重五角形模写）
　　【視空間認知構成能力の評価】
　　⇒　道に迷う，失行

は，認知症専門医療機関に診断を委ねることを推奨している．

4 症例検討
（重度の近時記銘力障害を伴いつつも MCI と診断した 1 例）

　ここで，筆者が認知症との鑑別に迷いながら，最終的に MCI と診断した 1 例を紹介する．

80 歳男性

　運転免許証の更新時の検査にて第 1 分類とされ，かかりつけ医がないとのことで，運転免許センターから紹介されて認知症疾患医療センターを併設している当院を初診．予約の日時に来院．表出も穏やかで，礼容も保たれていた．高齢になって妻が亡くなり，現在，独居の生活．ただし，長年，地域の老人クラブの世話人をしており，現在も続けているとのことで，車も週 2 〜 3 回，近隣の高齢者を乗せてゲートボール場へ往復したり，買い物に行く際に運転しているとのことであった．「これまで大きな病気に罹ったことはない」と本人は述べていた．

　疎通，言語理解も良好で，発語も流暢である．地誌的見当識は比較的保たれているが，近時記銘力の障害が著明に認められ，数分前の会話の内容も記憶できていなかった．基底気分は安定し，幻覚妄想症状もみられなかった．神経学診察において，知覚運動系に異常は認められなかった．

　認知機能検査にて，HDS-R 16 点，MMSE 22 点．時間見当識，遅延再生に失点が目立つも，連続 7 減算，図形（二重五角形）描画は完遂できた．頭部 MRI にて，両側側頭葉内側面（海馬領域）および側頭葉前方の中等度〜高度（とくに左側に高度）の萎縮を認め，前頭葉〜頭頂葉に軽度萎縮，側脳室周囲の白質に中等度の変性（PVH）が認められた図．

　認知機能検査所見および画像データからは認知症レベルが示唆されたが，当日には診断を保留とし，生活面の自立状況の確認のため，後日，本人とともに長女に再受診してもらった．その結果，日常生活面はほぼ自立していることを確認するとともに，既往歴を詳細に確認したとこ

ろ，20年前，単純ヘルペス脳炎に罹患し，発熱とともに意識障害が数日間持続し，入院加療を受けていたことが判明した．知覚運動系の後遺障害もなく回復するも，重度の記銘力障害が持続し，本人もこのことを自覚し，きめ細かくメモし，かつ，メモを常に確認することを習慣にしていたとのことであった．本人に入院歴について再確認すると，「そういえば，そういうこともあった」と述べた．

　以上より，診断を軽度認知障害（単純ヘルペス脳炎後遺症）とし，症状安定により半年後ではなく1年後の精査で支障ない旨，付記した．

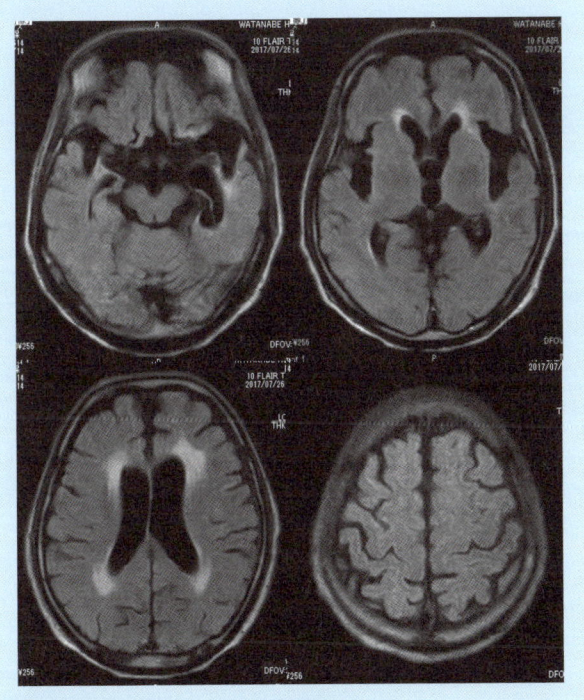

図　症例の MRI・FLAIR 画像

⑤ 運転免許証を失った高齢者へのかかりつけ医の支援

　介護保険制度が 2000 年 4 月にスタートして 20 年近く経過し，要介護状態の高齢者への制度利用は充実してきた．近年は，虚弱な高齢者が要介護状態にならないような介護予防へ向けた地域活動，医療と介護の有機的連携を目指した地域包括ケアシステムの充実が急務となっている．

　この中で，運転免許証を失った高齢者が自宅に引きこもり孤立することなく，地域活動が活発に継続するよう，生活上の情報提供を行い，地域包括支援センターをはじめ，市町村行政と連携して相談，支援，健康指導にあたることはきわめて重要で，がかかりつけ医の新たな役割といえよう．具体的な対応，利用可能制度については，次節以降に譲りたい．

◆ 文 献

1） Black DW, Grant JE. 認知症（DSM-5）. In: 高橋三郎, 監訳. DSM ガイドブック. 東京: 医学書院; 2016. p.323-6.
2） 加藤伸司, 下垣 光, 小野寺敦志, 他. 改訂長谷川式簡易知能評価スケール（HDS-R）の作成. 老年精神医学雑誌. 1981; 2: 1339-47.
3） Folstein MF, Folstein SE, McHugh PR. "Mini-Mental State": a practical method grading the cognitive state for the clinician. J Psychiatr Rec. 1975; 12: 189-98.
4） 小海宏之, 與曽井美穂. MMSE に関する課題名, 評価内容, 主に関連する脳の部位, 各認知機能障害によって生じると考えられる生活障害, 考え得るケア・アドバイスとしての体系表. In: 神経心理学的アセスメント・ハンドブック. 東京: 金剛出版; 2015. p.65.

〈渡辺　憲〉

3　認知症高齢運転者の外出・移動に係る概況および運転中止までの経緯

Point

- 運転を継続している認知症罹患高齢者は，家人等による移動支援が可能である場合でも，自らの運転をはじめとした，比較的自立した形式で移動する傾向がある．
- 他者への依存が少なく，外出へ消極的な者は，運転を中止した後に，極端に外出の機会が減少する可能性がある．
- 認知症に罹患した高齢運転者は，自らの運転による移動手段を喪失するだけでなく，地域社会で外出可能な場や機会自体を失っている可能性もある．
- 認知症要支援者の運転中止後の外出・移動支援は，物理的な移動手段の提供だけでは成立しない場合がある．
- 運転の中止に関する対応は，中止するまでだけでなく，中止した後にも及ぶ．
- 認知症に罹患した高齢者が運転を中止するに際しては，本人の家族による対応が主体となる事例が大方であり，その対応範囲は，本人の日常生活上の多岐にわたる，継続的かつ広範なものである．

■ はじめに

　本稿は，主として認知症に罹患した高齢運転者の外出・移動に係る概況および運転中止の経緯に焦点を置く．この「認知症に罹患した高齢運転者」とは，当方[※1] が実施した各種調査の時点において，自動車の運転を継続していた認知症高齢者を指し（個人を特定しうる調査ではない），現行の道路交

通法（現行法）の規定の上では，誤解を恐れずに言えば，望ましくないと解釈され得る実態も含む．なお，現行法の文脈における「認知症」（所定の期間内に回復の見込みがある場合を除く）とは，ほぼ絶対的欠格事由と同義であるとの旨の指摘があり[1, 2]，現在，その相対性を高める方向での議論の検討や多角的な研究が進められているが[1, 3-7]，本稿では，現時点で効力を有する法令の上での「認知症」の定義を前提としていることを，あらかじめ申し添える．

① 認知症に罹患した高齢運転者の外出・移動に係る概況

（1） 認知症要支援者の運転状況[8, 9]

当方は，2013 年に，要支援認定を受けた者（要支援者）2000 名の家族に対して，要支援者の外出・移動に関する実態把握を企図した「日常生活における外出・移動手段に関するアンケート」を実施した．当該調査は，2013 年 2 月現在，調査モニターとして登録をしていた全国の 40 歳以上の一般生活者のうち，「両親，義父母，配偶者の中で，要支援認定 1 又は 2 を受けている者がおり，その者の外出状況について代理で回答することが可能である」2000 名に対して，Web 上で調査を実施したものである．

当該調査の結果，要支援者 2000 名のうち，395 名（19.8%）が認知症に罹患しており，このうち，自動車の運転免許の取得履歴を有していた者は 133 名であった．この 133 名中，調査の時点で入院または施設に在住していた者を除いた 124 名のうち，約 7 割がすでに「運転免許を返納」していた（82 名：66.1%）．一方，「未返納だが殆ど運転をしていない」者は 32 名（25.8%）であり，調査の時点において，10 名（8.1%）が運転を継続していた．

※1 以下，本論文における「当方」とは，国立長寿医療研究センター 長寿政策科学研究部長　荒井由美子を指す．
なお，本論文中で言及する調査研究は，主として以下の研究費により行われた．
・厚生労働科学研究費 H19 - 認知症 - 一般 - 025（研究代表者：荒井由美子）
・長寿医療研究開発費 H21 指 - 9（主任研究者：荒井由美子）
・長寿医療研究開発事業 H23 - 4（主任研究者：荒井由美子）
・厚生労働科学研究費 H27 - 特別 - 指定 - 022（研究代表者：荒井由美子）

(2) 運転を継続していた認知症要支援者の外出・移動に係る特徴 表4

運転を継続していた認知症要支援者 10 名の基本属性は，男性 6 名，女性 4 名で，平均年齢は 74.8 歳であった．認知症以外に，介護が必要となった原因は，男性は，6 名中 3 名が高齢による衰弱であり，男性の方が，外出に対する積極度が低い傾向がみられた．

なお，10 名のうち 7 名は，実子等と同居しており〔ほか，独居 1 名（ID: 165)，高齢夫婦世帯 2 名（ID: 184, 376)〕，家人による何らかの形での代替移動支援が不可能ではない状況であった．しかし，買い物や通院の折に，家人による運転に依存していた者は 2 名（ID: 324, 376）だけであり，自らの運転をはじめとした，比較的自立した移動の傾向が確認された．なお，外出に対して消極的である者も，移動に際しては，家人に依存せず，自立の傾向がみられた〔6 名のうち 4 名が自ら運転して移動（ID: 74,271,428,229. いずれも男性)〕．

他者への依存が少なく，外出へ消極的な者は，自らの運転であるから外出していた可能性もあることから（他者への依存や接点を過度に要さないため)，運転を中止した場合には，極端に外出の機会が減少する可能性も想定する必要があるものと思われる．

(3) 認知症要支援者の運転中止後の外出・移動支援：
家族の見解[8, 9] 表5

運転免許取得履歴を有する認知症要支援者（n＝124）の運転中止後の外出や移動を可能とするために，在住する市区町村に対して家族（回答者）が要望する支援内容を，自由記述形式で尋ねた（解析対象回答数：全 124)．

解析の結果，総じて代替移動手段に対する要望が多いことは無論であるが，度数の観点から最も多い回答は，「外出の機会・場の拡充（n＝16)」であった．認知症に罹患した高齢運転者は，一般の高齢運転者とは異なり，自らの運転による移動手段を喪失するだけでなく，地域社会で外出可能な場や機会自体を失っている可能性も想定する必要があるものと思われる．また前記と同様に，代替移動手段ではなく，「付き添い・見守り（n＝11)」を希望

表4 運転を継続していた（調査当時）認知症要支援者および回答者（家族）の概要 （n＝10）

ID a)	要支援者の 性別・年齢	要支援 区分	介護が必要と なった原因 b)	外出に対する 積極度 c)	要支援者の 移動方法 (買い物)	要支援者の 移動方法 (通院)	回答者の 性別・年齢	回答者 との続柄	要支援者の 世帯構成
324	女性・65	1または2	●認知症	とても消極的	家族が運転	家族が運転	男性・40	実母	親子同居
184	女性・68	1または2	●認知症	とても積極的	タクシー	タクシー	男性・45	実母	夫婦2人暮らし（回答者宅からは、徒歩圏内）
65	女性・77	2	●認知症	とても積極的	徒歩	自転車	男性・46	実母	親子同居
165	女性・83	2	●認知症 ●脳血管疾患 ●その他	消極的	自転車	家族が運転	女性・59	実母	独居（回答者宅からは、車で1時間程度）
376	男性・72	2	●認知症 ●高齢による衰弱	どちらでもない	家族が運転	家族が運転	女性・45	実父	夫婦2人暮らし（回答者宅からは、車で1時間程度）
74	男性・73	1	●認知症 ●関節疾患	とても消極的	自分で運転	自分で運転	男性・45	実父	親子同居
147	男性・74	1	●認知症 ●高齢による衰弱	とても積極的	自分で運転	電車／バス	男性・41	実父	親子同居
271	男性・75	2	●認知症 ●高齢による衰弱	消極的	自分で運転	自分で運転	女性・70	夫	親子同居
428	男性・80	1または2	●認知症	消極的	自分で運転	自分で運転	男性・48	実父	親子同居
229	男性・81	1または2	●認知症 ●心疾患	消極的	自分で運転	自分で運転	男性・54	実父	親子同居

a) 当該IDは、解析の上で便宜的に付した番号であり、個人を特定し得るものではない。

b) 当該設問は、厚生労働省：平成22年国民生活基礎調査の「介護が必要となった原因」の選択肢に概して準拠している。

c) 当該設問の選択肢は、「とても積極的」、「積極的」、「どちらでもない」、「消極的」、「とても消極的」、「わからない」。

表5 認知症要支援者の家族（回答者）が市区町村に対して望む外出・移動支援（自由記述回答; n＝124）

グループ名 a)	カテゴリ名 b)	度数	内　訳		
			運転 継続中	殆ど 運転せず	免許 返納済
外出の場・機会	外出の機会（通所含む）・場の拡充	16	2	4	10
代替移動手段	バスの運行，無料化	15	1	9	5
	タクシーの利用補助	15	0	3	12
	公共交通機関の整備	6	0	3	3
外出時の安全性	道路整備，バリアフリー化	14	1	2	11
	付き添い，見守り	11	1	1	9
	外出補助用具等の貸出，購入補助	4	0	1	3
	徐排雪	3	2	0	1
	意見無し	39	1	10	28
	その他	8	2	1	5
	現状で良い，現状に満足	5	0	3	2

a）各カテゴリの構成要素を精査した上で，筆者が手動でグループ化した.
b）IBM SPSS Text Analytics for Surveys 4.0.1 を使用して構成要素を抽出して作成した.
　なお，構成要素の抽出に際しては，名詞《その他－要望》，《その他－提案・忠告》，《その他－お願い》の記述子を選択した.

　する回答も確認された．認知症要支援者の外出や移動を可能とするためには，物理的な移動手段の提供だけでは成立しない場合があることを示唆するものと推察された.

　昨今の運転支援技術等の進展は，一般の高齢運転者は元より，認知症（特に，欠格事由の相対化が図られた場合には）に罹患した高齢運転者の運転技能を補填しうる可能性もある．しかし，外出可能な場や機会が寡少な地域社会である場合には，物理的な移動手段の提供は，本質的な支援に結びつかないことも考慮する必要がある．認知症に罹患した高齢者の外出・移動支援には，場や機会を含めた社会的な受け入れの実態についても目を向け，その改善が伴われることが重要であるものと思われる.

認知症に罹患した高齢者の運転中止の経緯※2

（1） 介護支援専門員への相談事例における認知症高齢運転者の概要 表6

　本稿の冒頭に記したとおり，認知症に罹患した運転者は，現行法の上では（所定の期間内に回復する場合には，回復するまでの期間），運転を継続することは望ましくないものと規定されている．しかし，誤解を恐れずにいえば，認知症への罹患事実をもってしても，当該罹患者が，現行法の規定の趣旨を自ら納得した上で，円滑かつ主体的に運転の非継続を決断しうる事例ばかりではないことが現実であろう（本文脈においても，現在有効な法令の規定を前提としており，欠格事由の相対性を図る等の論点を含むものではない）．

　そこで当方は，認知症に罹患した高齢運転者が，運転を中止する過程において，どのような困難を有しているのかを把握するとともに，中止に結びついた経緯を明らかにすることを目的として，2016年2月に，介護支援専門員へ寄せられた運転に関する相談内容について調査を実施した（X市Y地域内の49の居宅介護支援事業所に所属していた介護支援専門員135名を対象とし，郵送法による自記式質問票を用いて実施．回答者数：95名，回収率：70.4%）．

　95名の介護支援専門員のうち，認知症に罹患した高齢者の運転について，過去5年以内に相談を受けた経験を有していた者は34名であり，当該34名の介護支援専門員に対して，自身が相談を受けた中で「最も困難であった1例（回答者の主観的判断に基づく）」について回答を求めた．最も困難であった相談事例（計34例）における認知症高齢運転者の基本属性は，男性31名，女性1名（無回答2名）で，80歳代の運転者に関する相談が最も多く確認された．なお，当該調査では，調査実施主体（X市Y地域担当の地域包括支援センター）の意向により，認知症の重症度および診断名の情報

※2　本項で言及するデータの一部は，以下において発表したものである．
　　水野洋子，荒井由美子．認知症（の疑いのある）者の自動車運転に係る介護支援専門員への相談内容及び中止経緯．第32回日本老年精神医学会，2017年6月15日，名古屋市．

表6 最も困難な相談事例における認知症高齢運転者の概要（n＝34）

【性　別】	男性: 31名, 女性: 1名, （無回答: 2名）
【平均年齢】	80.0歳［50代: 1名, 60代: 2名, 70代: 8名, 80代: 17名, 90代: 3名, （無回答: 3名）］
【運転状況】	運転を中止した: 25名, その後も運転を継続している: 6名, （無回答: 3名）
【継続者概要】	70代: 3名, 80代: 3名（いずれも男性）

要介護・要支援状態区分（人）		運転継続者	認知症高齢者の日常生活自立度（人）		運転継続者	障害高齢者の日常生活自立度（人）		運転継続者
要支援1	3 (8.8%)	1	I	5 (14.7%)	0	J	17 (50.0%)	4
要支援2	4 (11.8%)	0	IIa	10 (29.4%)	3	A	12 (35.3%)	2
要介護1	15 (44.1%)	3	IIb	9 (26.5%)	0	B	2 (5.9%)	0
要介護2	6 (17.6%)	1	（II だが a/b 不明）	2 (5.9%)	2	無回答	3 (8.8%)	0
要介護3	2 (5.9%)	0	IIIa	3 (8.8%)	1			
申請中	1 (2.9%)	1	IIIb	2 (5.9%)	0			
無回答	3 (8.8%)	0	（III だが a/b 不明）	1 (2.9%)	0			
			無回答	2 (5.9%)	0			

（補注）本研究における調査の実施主体は，X市Y地域担当の地域包括支援センターである．当該主体からの依頼を受けて，国立長寿医療研究センターの荒井由美子が調査票の一部を監修した．なお，調査実施主体の意向により，認知症の重症度，診断名の情報は明らかにされていない．当該調査から得られたデータの解析及び，解析した結果の公表については，いずれも調査実施主体（X市Y地域担当の地域包括支援センター）からの了解を得ている．

については，明らかにされていない．34件の相談事例における認知症高齢運転者のうち，25名は運転を中止したが，6名（70歳代3名，80歳代3名．いずれも男性）は，その後も運転を継続していた（無回答3名）．

(2)「最も困難であった事例（介護支援専門員の主観的判断）」における相談内容 表7

　解析の結果，相談内容は，「運転継続の妥当性」に関するもの，「運転の中止方法」に関するもの，「運転中止後の対応」に関するものの3つに分類さ

表7 相談を寄せた主体および相談内容 （自由記述回答；無回答者を除く n＝27）

【相談を寄せた主体】	家族：26名，介護福祉関係機関：3名，認知症高齢運転者本人：2名，医療機関：1名，（無回答：2名）

【本人に係る概要】	性別	年齢	要介護区分	自立度（認知症）	自立度（障害）	運転状況	相談内容（原文のまま）
	男性	77	要介護1	I	A	中止した	●無回答
	男性	83	要介護1	II（a/b不明）	A	その後も継続	●事故をして免許更新を悩んでいる. ●バックする時に感覚がわからず不安.

度数	運転継続の妥当性（観察の段階）	度数	運転の中止方法（介入の段階）	度数	運転中止後の対応（寄り添いの段階）
4	事故を起こした	4	止めても勝手に運転して出かけてしまう	1	廃車したのに納得しない
3	車にキズが増えた	3	納得しない，諦めない	1	運転の再開を強く希望する
3	継続させてよいか（更新を）悩んでいる	3	危険運転の自覚がない		
2	目的地にたどり着けない	2	家族が本人の運転をあてにしている		
2	事故を起こさないか心配だ	2	止めさせる方法がわからない		
1	視力が低下している	2	本人が免許更新を強く希望する		
1	バックの感覚がわからず不安	1	鍵を隠したらひどく憤る		
1	足が悪く転倒するが運転する	1	車を処分したい		
1	スーパーの出入口を間違える	1	話を聞かない，話し合いに応じない		
1	車庫入れを失敗する	1	免許を返納させたい		
1	判断能力がない				
1	自宅へ帰る道がわからなくなる				
1	車を放置してタクシーで帰る				
1	駐車した場所がわからなくなる				

（補注）上記は，IBM SPSS Text Analytics for Surveys 4.0.1 を使用して構成要素を抽出して作成した．なお，共起関係で抽出されたキーワードを文章として成立するよう，手動で連結している．連結に際しては，個別のテキストデータに戻り，文意を確認の上で実施した（例：述語動詞の肯定・否定を確認）．

れた．相談事項の多くは「継続の妥当性を問うもの」であり，相談を寄せた主体自身が中止の必要性を確信するに至るまでには，まずは，継続の可能性の有無を模索する段階を踏まえるものと推察された．これは，相談を寄せた主体が，本人の運転行動を観察し，必要な情報（例：車のキズが増えた）を積み上げている段階であると解される．これらの情報が充分に積み上げられ，相談を寄せた主体自身が中止の必要性を確信する段階に至ると，比較的，介入度合いの高い，直接的な行動に移る傾向が確認された（例：鍵を隠す，車を処分したい）．これらの行動でもって，中止に至った場合でも，「廃車したのに納得しない」，「運転の再開を強く希望する」等の課題が残る場合もあり，相談の内容は，中止後の対応にも及んでいた．本人の安全を考えて，中止することを最優先にせざるを得ない段階を終えると，中止した後の日常生活や，代替移動手段の確保等を含め，本人の要望に寄り添う段階に至ることが示唆された．

　なお，34件の相談事例において，相談を寄せた主体は，認知症高齢運転者の家族が多勢を占めたが（26名），認知症高齢運転者本人（2名）から相談を受けた事例も確認された．うち1名からの相談内容は，本人自身が不安を覚え，免許の更新を悩んでいる旨の事例であった（調査の時点では，中止には至っていない）．本人自らが悩みを自覚して打ち明けるに至ったことは，純粋に不安の程度の甚だしさに起因した可能性も考えられるが，いずれにしても，当該事例の介護支援専門員は，本人の不安を見過ごすことなく，読み取り得たものと推察された．

（3）運転の中止に向けて行動した主体および，中止に結びついた行動の内容 表8

　運転の中止に結びついた行動は，「車を売却，処分した」が最も多く，「説得した」等の強い介入は，主体を問わず奏効していた．一方で，このような強い介入を経ずとも，本人が自身の危険運転を自覚しており，納得して中止に至った事例も確認された（3例：ID58,85,63）．ただし，ID85については，痙攣症状のために運転が困難になってきたとの記述があり，思うとおりに身体を動かすことが難しい旨の事実が，自覚に結びついたものと解釈され

表8 運転の中止に向けて行動した主体および行動内容　（中止した事例 n=25）

行動主体	行動内容（中止に結びついた出来事）	度数
本人の家族	車を売却、処分した	6
	本人を説得した	4
	本人へ声がけをした	1
	家族が買い物を代行するようにした	1
	電動カートの利用へ移行させた	1
本人	本人が危険運転を自覚していた	2
	本人が家族の説明に納得して、車の鍵を預けた	1
	本人が車の鍵を紛失した（ために諦めた）	1
本人（その他）	病状悪化	3
	施設入所	2
	運転技能悪化	1
	本人死亡	1
介護支援専門員	家族へ助言した	3
	本人へ助言した	1
	本人を説得した	1
	本人へ自動車事故の記事を見せた	1
医師	本人へ説明した	1
医師および介護支援専門員	本人へ説明した	2
	本人を説得した	1
家族および多職種	本人を説得した	1
主体不明	運転からの卒業を祝った	1

（補注）上記の行動内容は、回答者の記述を採用し、筆者が要素をまとめて作成した。なお、複数の行動内容が確認された中止事例もあるため、各度数の合計は、n=25 ではない。

本人の基本属性

ID[a]	行動内容（中止に結びついた出来事）	性別	年齢	要介護度	自立度（認知症）	自立度（障害）	背景情報
58	本人が危険運転を自覚していた 本人が家族の説明に納得して、車の鍵を預けた	男性	89	要支援1	I	J	●自宅へ帰る道がわからなくなる ●車を放置してタクシーで帰る ●駐車した場所がわからなくなる（後日、警察署から連絡がある事態となる）
85	本人が危険運転を自覚していた	無回答	無回答	無回答	無回答	無回答	●認知症発症後に脳梗塞で入院歴あり ●痙攣症状あり
63	本人が車の鍵を紛失した（ために諦めた）	女性	77	要介護1	IIa	A	●車があれば運転してしまう状態 ●独居のため、運転を制止する者がいない

a) 当該 ID は、解析の上での便宜的に付した番号であり、個人を特定し得るものではない。

た．同様に，ID58 についても，本人自身が不安を感じるに充分すぎる経験を重ねた末の自覚であったものと思われる．また，「買い物の代行」や，「代替移動手段への移行（電動カートへを利用)」等，中止の段階で，本人の日常生活上の要望に寄り添うことも有効であった事例が確認された．

なお，「説得」，「説明」，「助言」等の用語の使い分けは，回答者の記述を活かした結果であるが，各回答者が，どれだけ厳密な意味で使い分けているかは，当該調査からは明らかでない．しかしながら，各行動主体が認知症高齢運転者本人の人格を尊重しながらも，諸般の緊急性を勘案した上で，行動内容が選択されていることが推察された．

（4）認知症高齢運転者の家族に対する支援の必要性

表8 が示すように，認知症に罹患した高齢者が運転を中止するに際しては，多様な主体による行動内容が確認されるものの，やはり，本人の家族による対応が主体となる事例が大方である．また，その対応範囲は，本人の日常生活上の多岐にわたる，継続的かつ広範なものである[9]．

認知症高齢者の家族への支援の必要性を視座に，当方は，2010 年 2 月に「認知症高齢者の自動車運転を考える家族介護者のための支援マニュアル©」（以下，適宜「介護者支援マニュアル」等という）[※3]を作成した[10-12]．本マニュアルは，認知症に罹患した，あるいは，その疑いがある者（高齢者に限らない）の運転継続の是非を考える段階において，必要となる諸般の情報を，当方の研究結果[13-24]を踏まえて集約したものであり，作成当時に有効であった法令における「認知症」の定義を前提としている[※4]．なお，現行法の文脈においても，認知症に関しては，いまだ相対的な判断をしうる旨の規

[※3] 「認知症高齢者の自動車運転を考える家族介護者のための支援マニュアル©」は，
　・荒井由美子【執筆代表者】(国立長寿医療研究センター　長寿政策科学研究部)
　・池田 学（大阪大学大学院 医学系研究科）
　　上村直人（高知大学 医学部）
　・新井明日奈（北海道大学大学院 医学研究院）
　・水野洋子（国立長寿医療研究センター 長寿政策科学研究部）
　により作成され，2010 年 2 月以降，国立長寿医療研究センター 長寿政策科学研究部のホームページにおいて無償で公開している．なお 2016 年 4 月より，第二版の公開を開始した．
[※4] 2016 年 4 月に公開を開始した第 2 版が最新版であり，ゆえに，2017 年 3 月施行の平成 28 年改正道路交通法の規定は網羅していない．

定が存在しない以上[1,2]，回復の見込みのない認知症に罹患した者，あるいは，その家族から，「継続の妥当性」を照会された場合には，その者の運転行動がいかなる程度であれ，現状では，認知症という疾患ベースでの欠格事由を説明するよりほかはないものと推察される．

こうした法令の下において，運転を継続し続けている認知症罹患者の家族は，当該罹患者の運転行動を記録しておくことが有効である（池田学作成「運転チェック（5項目）」，介護者支援マニュアル29頁)[12]．これは，認知症に罹患した運転者本人が，自身の運転行動を客観視しうる可能性に繋がる場合もあるが，何より，家族自身の対応履歴の記録となる．

また，家人が認知症に罹患した事実（または罹患した疑い）に直面し，不安に感じている家族が，運転について，何をどのように対応していくべきなのかといった筋道だった思考を持ち得ない場合も想定し，介護者支援マニュアルでは，大きく3点に絞り，優先順位を付した上で，対応方法の大筋を示している（「フローチャート：認知症高齢者の自動車運転への対応，考え方」，介護者支援マニュアル33頁)[12]．

当該フローチャートによる対応も，運転チェックに基づく記録の作成も，本人および家族だけで抱え込む事態を出来うる限り防ぐ旨を第一義とするものであり，運転の中止は，その結果もたらされるものと考えている．

■ おわりに

本稿は，認知症に罹患した高齢運転者の外出・移動に係る概況および運転中止の経緯について，現行法の定義の下に示した．法令上の規定がいかにあれ，加齢または加齢に伴う疾病に起因する各種運転技能の低下は，技術的な延伸をもってしても，誰もが人生のいずれかの段階で直面する可能性がある[25]．その際に，安心して運転の中止を選択しうるか否かは，少なくとも道路交通法の趣旨とは別の射程である．認知症に罹患し，不安を有する者であればなおのこと，可能であるならば，自らの意思でもって決断しうる段階において，想定される日常生活上の懸念を解消しうる方向へとシフトし，諸般の規定の遵守能力を失う不安と闘い続ける日々をあえて選択しないという道も，一意ではないかと思量する次第である．

JCOPY 498-32824

◆ 文 献

1) 三村 將. 運転と認知機能. Modern Physician. 2017; 37: 157-60.

2) 馬塲美年子. 認知症を取り巻く問題: 認知症患者の自動車運転. 日本老年医学会雑誌. 2016; 53: 216-21.

3) 池田 学. 認知症者の自動車運転について（2017年2月22日）. 第2回高齢運転者交通事故防止対策に関する有識者会議. 警察庁. 2017.

4) 上村直人. 医師のための認知症の理解と援助: 臨床現場における対応から. Modern Physician. 2017; 37: 161-4.

5) 上村直人, 大石りさ, 今城由里子, 他. レビー小体型認知症や前頭側頭葉変性症と自動車運転能力. 老年精神医学雑誌. 2015; 26: 1373-81.

6) 堀川悦夫. 疾患と運転可否判断のエビデンス. Modern Physician. 2017; 37: 115-21.

7) 鎌田 実. 高齢者運転にかかわる技術的動向. Modern Physician. 2017; 37: 189-91.

8) Mizuno Y, Arai Y. Drivers with dementia in Japan: required public support under strict legal restrictions. J Am Geriatr Soc. 2015; 63: 611-2.

9) 水野洋子, 荒井由美子. 認知症罹患運転者: 現行法の射程及び求められる支援の方向性. Modern Physician. 2017; 37: 133-7.

10) Arai Y, Arai A, Mizuno Y, et al. The creation and dissemination of downloadable information on dementia and driving from a social health perspective. Psychogeriatrics. 2017; 17: 262-6.

11) 荒井由美子, 水野洋子. 認知症に罹患した高齢運転者及び, その家族介護者への支援: 「認知症高齢者の自動車運転を考える家族介護者のための支援マニュアル©」の概要及び作成の背景となった調査の結果. 老年精神医学雑誌. 2018; 29(増刊号1): 61-7.

12) 荒井由美子（執筆代表者）, 池田学, 上村直人, 他 認知症高齢者の自動車運転を考える家族介護者のための支援マニュアル©.
⟨http://www.ncgg.go.jp/cgss/department/dgp/index.html⟩

13) Arai Y. Implementation and implications of the 2002 Road Traffic Act of Japan from the perspective of dementia and driving: A qualitative study. Jpn Bull Soc Psychiat. 2006; 14: 158-61.

14) Arai Y, Arai A, Zarit SH. What do we know about dementia: A survey on knowledge about dementia in the general public of Japan. Int J Geriatr Psychiatry. 2008; 23: 433-8.

15) Arai Y, Arai A, Mizuno Y. The National Dementia Strategy in Japan. Int J Geriatr Psychiatry. 2010; 25: 896-9.

16) Arai A, Mizuno Y, Arai Y. Differences in perceptions regarding driving between young and old drivers and non-drivers in Japan. Int J Geriatr Psychiatry. 2010; 25: 1239-45.

17) Mizuno Y, Arai A, Arai Y. Determination of driving cessation for older adults with dementia in Japan. Int J Geriatr Psychiatry. 2008; 23: 987-9.

18) Mizuno Y, Arai A, Arai Y. Measures for enhancing the mobility of older people with

dementia in Japan: Should it be a matter of self-help? J Am Geriatr Soc. 2010; 58: 2048-9.

19）荒井由美子, 新井明日奈. 高齢者への交通安全対策: 認知症高齢者の運転を中心として. 精神神経学雑誌. 2005; 107: 1335-43.

20）荒井由美子, 新井明日奈. 認知症患者の自動車運転: 社会支援の観点から. 日本臨牀. 2008; 66（増刊号 1 アルツハイマー病）: 467-71.

21）荒井由美子, 新井明日奈. 認知症患者の自動車運転に対する家族介護者の意識と困難. 老年精神医学雑誌. 2008; 19（増刊号 1）: 149-53.

22）荒井由美子, 新井明日奈, 水野洋子. 認知症と社会支援. 診断と治療. 2008; 96: 2371-5.

23）荒井由美子, 新井明日奈, 水野洋子. 認知症患者の運転: 社会支援の必要性. 精神神経学雑誌. 2009; 111: 101-7.

24）荒井由美子, 新井明日奈, 水野洋子. 認知症高齢者と運転: 社会支援のあり方. 老年期認知症研究会誌. 2010; 17: 76-81.

25）荒井由美子. 車の運転はできるの？〔認知症キャンペーン〕. NHK 総合テレビ（2015 年 7 月 8 日）. 2015.

〈水野洋子，荒井由美子〉

4　運転中止後の社会支援・先進地の事例紹介

■ はじめに

　認知症者の運転と中止後の支援については地方自治体や都道府県警察の努力によって，返納後の生活支援に参画する企業も増えている．しかし，返納率はせいぜい5%程度に止まっており，返納率が高いのは大都市部に偏っているなど，残念ながら制度開始時期と状況は大きく変わっていない．今後，主治医も関与する診断書の作成を円滑に進めるために，自主返納の促進と返納後の支援策の強化がますます重要であると思われる．

　また，運転中断後には健常高齢者でもうつ病，うつ状態の発生リスクが2倍となり，運転中断後の移動手段の確保や社会生活への継続的介入が必要といった指摘も見られる[1]

現状と課題

　筆者らが認知症者の運転と中止後の支援に問題に関心をもち厚生労働省の研究班を組織した当時は，高齢運転者の運転免許自主返納を促進し，運転中止後に積極的な生活支援を実施している自治体はごく一部に限られていた[2,3]．その後，地方自治体や都道府県警の努力によって，自主返納者は少しずつ増加し 図3 ， 図4 ，大阪府などでは返納後の生活支援に参画する企業も増えている．しかし，返納率はせいぜい5%程度に止まっており，返納率が高いのは大都市部に偏っているなど 図3 [3] 残念ながら班研究活動当時（2003-2006年）と状況は大きく変わっていない．また一部の市区町村

では自主返納者にはタクシーチケットを年間 24 牧配布するなどの工夫もみられたり，自治体による行政情報誌による高齢者ドライバーの事故対策などの工夫もみられている．その他，熊本県を嚆矢として，運転免許センターに看護師を配置し，認知症の早期発見や，自主返納の促し，軽度認知障害の者への生活支援のアドバイスなどが行われている．看護師配置は全国で 20 カ所，36 名と徐々に拡がりがみえている 表9 ．また地方自治体でも認知症のドライバーの運転行動チェックを行政パンフレットで行うなど動きがみられている 図5 ．前述したように主治医も関与する診断書の作成を円滑に進めるためにも，各市町村の窓口とかかりつけ医や専門医との連携が重要である．また，医師の診断書発行後は返納しても「自主」とはみなされず，地域の社会資源のサービス利用ができなくなるので，今後はさらに自主返納の促進と返納後の支援策の強化が必須であると思われる．なお，最近運転免許の自主返納が代理人でも可能となる[4] などの対策が地方自治体レベルで進み始めている．

　そこで警察庁ではこの問題に対して「高齢運転者交通事故防止対策に関する有識者会議」を開催し，2017 年度末から海外調査や有識者による対策づ

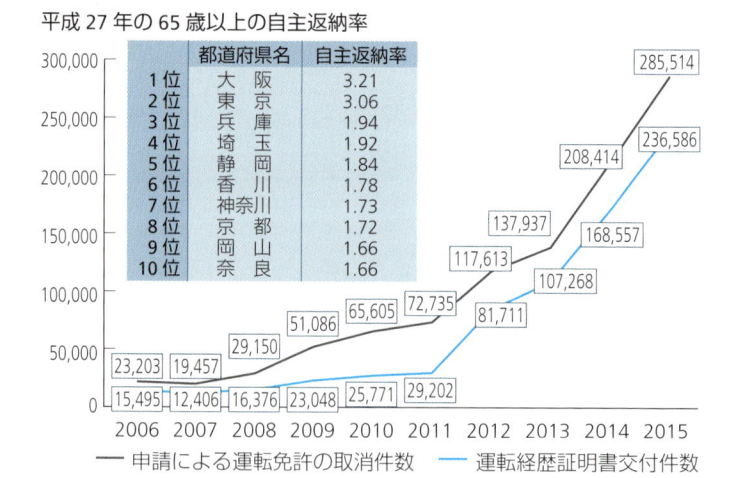

図3 運転免許の申請取消（自主返納）件数と運転経歴証明書交付件数の推移

JCOPY 498-32824

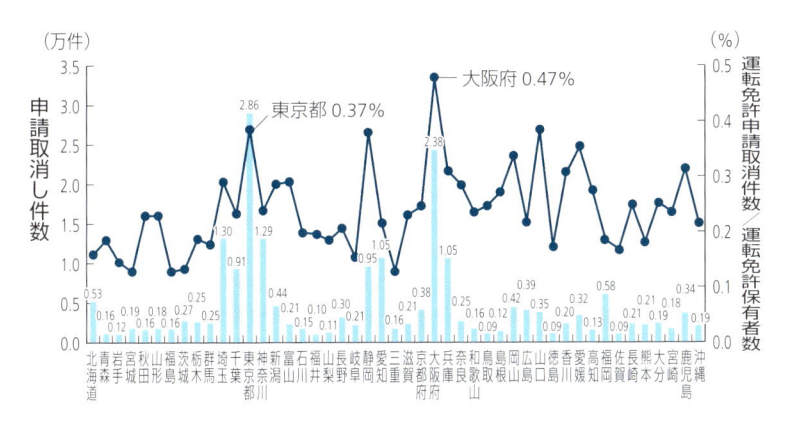

図4 都道府県別運転免許取消件数と免許保有者数における割合

表9 運転適性相談窓口への看護師等の配置

36 名（平成 29 年 9 月現在）

	警察（配置人員）
平成 26 年度	熊本（3），鳥取（3），茨城（1）
平成 27 年度	鹿児島（1）
平成 28 年度	大分（3），和歌山（1），佐賀（2），長崎（2），宮崎（4），香川（1）
平成 29 年度	秋田（1），警視庁（2），山梨（1），富山（1），兵庫（1），奈良（1），愛媛（3），京都（2），沖縄（2），群馬（1）

※看護師，保健師，保健師の資格を有する警察官・職員を配置

警視庁交通局運転免許課高齢運転者等支援室長　岡本　努氏のご厚意による

くりを目指すなどの動きが出てきている．同会議では 3 つの分科会に分かれ，認知機能と安全運転の関係に関する調査研究，視野と安全運転の関係に関する調査研究，高齢者の特性に応じたきめ細かな対策の強化に向けた運転免許制度の在り方等に関する調査研究に着目している **図4**．

高齢運転者交通事故防止対策に関する有識者会議

「高齢運転者交通事故防止対策に関する提言」に盛り込まれた3つの事項について，有識者会議の下に分科会を開催して調査研究を実施：

認知症への対応

①「認知機能と安全運転の関係に関する調査研究会」

⇒ 初期の認知症の者等の認知機能に応じた対策の在り方について調査研究
・認知症の者等の認知機能と安全運転能力の関係に係るデータの収集・分析
・認知症の者等の認知機能と安全運転に係わる医学的知見の調査
・諸外国の制度の調査　等

視野障害への対応

②「視野と安全運転の関係に関する調査研究」分科会

⇒ 視野障害と交通事故との関係，適切な視野検査の有無等について調査研究
・新たな視野検査の実施可能な手順の検討
・新たな視野検査の高齢者講習への試験導入によるデータの収集・分析等

その他の加齢に伴う身体機能低下への対応

③「高齢者の特性等に応じたきめ細かな対策の強化に向けた運転免許制度の在り方等に関する調査研究」分科会

⇒ 運転リスクが特に高い高齢運転者に対する実車試験導入の可否について調査研究
・高齢運転者の事故・違反状況に係るデータの収集・分析
・高齢者講習の実車指導時の運転行動等に係るデータの収集・分析
・諸外国の制度の調査　等
⇒ 高齢運転者の運転能力に応じた限定条件付免許導入の可否について調査研究
・諸外国の制度の調査
・先進安全技術の性能についての調査　等

図5 高齢運転者交通事故防止対策に関する有識者会議に係る分科会

コラム2

運転行動チェックリスト

　現在，高齢者や認知症の人の運転能力を家族が簡便に判断する手法として様々な運転行動チェックリストがみられている．ここでは，筆者らの作成した運転行動チェックリストを紹介した．大切なことはこのようなチェックリストを使って高齢者自身が日頃から家族や同居者と共に運転行動について話し合える機会をつくることで，将来の自動車運転の危険性や運転免許の返納などにもつなげていける機会づくりが期待される．

〈上村直人〉

運転行動チェックリスト

> できれば、高齢ドライバーと家族がそれぞれチェックしてみましょう

	運転行動チェックリスト		
1	行き先・目的地を運転中忘れる		
2	中央線・センターラインの不注意		
3	車庫入れ・枠入れの失敗		
4	道路標識・信号機の理解		
5	速度制限・速度の維持		
6	交通環境への注意力維持		
7	運転操作 (ブレーキ・ギアチェンジなど)		
8	自動車のメンテナンス (ガソリン・オイル等)		
9	他の交通者への注意維持 (歩行者・自転車等)		
10	車間距離の維持		

提供:高知大学 上村直人 医師

図 運転行動チェックリスト（次頁へつづく）
（高齢ドライバーとご家族の方へ～悲惨な交通事故に　あわない・あわせないために. 宇都宮市. 2017）

いかがでしたか？ 気になる項目はありましたか？
高齢ドライバーとご家族でチェックをしてみた場合、チェックのついた項目は
一緒でしたか？
現在の運転の状態を確認できたら、今後のことについても考えてみましょう。

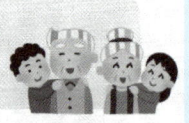

	解　説
1	「もの忘れ」の兆候があります。悪化すれば、今どこを走っているか、わからなくなる可能性があります。
2	距離感などを把握する「空間認知能力」の低下の兆候があります。悪化すれば、対向車との衝突事故などを起こす危険性があります。
3	距離感などを把握する「空間認知能力」の低下の兆候があります。悪化すれば、自損事故や衝突事故などを起こす危険性があります。
4	「理解力」あるいは「感情を抑制する力」が低下している兆候があります。悪化すれば、標識・信号の無視による事故を起こす危険性があります。
5	「集中力」あるいは「感情を抑制する力」が低下している兆候があります。悪化すれば、スピードの出しすぎによる事故を起こす危険性があります。
6	「注意力」・「集中力」の低下の兆候があります。悪化すれば、他の車や自転車・歩行者を巻き込む事故などを起こす危険性があります。
7	「集中を維持する力」が低下している兆候があります。悪化すれば、ブレーキとアクセルの踏み間違えによる事故などを起こす危険性があります。
8	メンテナンスのし忘れが頻発していれば「もの忘れ」の兆候があります。悪化すれば、路上でのガソリン切れ、エンジン停止などの危険性があります。
9	「注意力」・「集中力」の低下の兆候があります。悪化すれば、他の車や自転車・歩行者を巻き込む事故などを起こす危険性があります。
10	距離感など「空間認知能力」や、前方の車と適切な距離をとる「判断力」が低下している兆候があります。悪化すれば、前後の車と衝突する事故などを起こす危険性があります。

4

図 つづき

◆ 文 献

1） Chiburi. J Am Geriatri Soc. 2016; 64: 332-41.

2） 西村伸一郎. 行政の対策事例: 高齢化率 34%の市から―運転免許返納支援制度―. 老年精神医学雑誌. 2008; 19 増刊号 I: 164-8.

3） 池田 学. 厚生労働科学研究費補助金　長寿科学総合研究事業　痴呆性高齢者の自動車運転と権利擁護に関する研究. 平成 15～17 年度　総合研究報告書（主任研究者　池田 学）. 2006.

4） 長嶋 良. 高齢者・一定の病気等に係る運転者対策. Modern Physician. 2017; 37: 165-7.

〈上村直人〉

Ⅲ

展望編

— これまでの研究成果と今後の展望 —

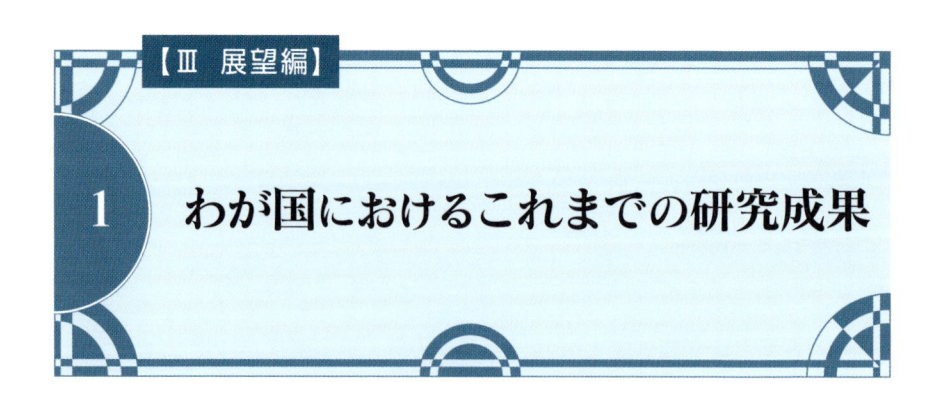

【Ⅲ 展望編】

1 わが国におけるこれまでの研究成果

Point

- ●運転免許をもつ認知症患者はまれではない.
- ●地域によって運転に関する意識に違いがある.
- ●認知症患者が運転中断しがたい心理社会的要因について検討が必要.
- ●運転シミュレータは AD 群と健常群を明確には区別できなかった.
- ●神経心理学的検査は複合的な判断材料のひとつとして有用である.
- ●認知症の原因によって事故の発生率が異なる.
- ●FTLD は AD と比較して,発症のごく初期から事故のリスクが高い.
- ●家族への心理教育は,運転中断に向けて有用である.

■ はじめに

　認知症者が道路交通法において運転免許を制限される以前から,筆者らは認知症高齢者の自動車運転について検討を行ってきた.その背景には,筆者らが携わってきた高知県などの中山間地域が多くを占める地方においては,仕事や通院,生活必需品の購入に自動車運転が欠かせないものであるため,認知症治療と並行して運転と交通事故が早期から大きな問題として認識されてきたということがある.しかし,現在のわが国における医学的研究は,改正道路交通法の変更といった法的問題に十分には追いついておらず,残された課題は今なお多い.

　本稿では,高齢者の自動車運転に関するわが国のこれまでの研究成果について,筆者らが行った認知症の背景疾患別の運転行動の特徴に関する研究を

紹介しつつ，主として認知症患者を対象とした知見について概観する．高齢者の運転には，認知症以外にも，脳卒中を含めた高次脳機能障害，循環器系疾患，他の神経疾患，うつ病などの精神疾患，視力の変化など多くのリスク因子があるが，それらについての知見は他稿（Ⅲ-2　自動車運転再開とリハビリテーション）を参照されたい．

認知症ドライバーの実態調査

2009 年に日本老年精神医学会により，わが国では最大規模の認知症の自動車運転に関する実態調査が同学会員などに対して実施された．本調査は，認知症を積極的に診療している全国の医師 368 人の外来を受診した 3 カ月間の認知症患者の実態調査で，対象患者は 7329 人で，調査時点で 832 人（11%）が運転を継続し，そのうち発病後に事故を起こしていたのは 134 人（16%），その約半数は 75 歳未満であった．人身事故も 7%発生していた[1]．

筆者らは，1995 ～ 2001 年に高知医科大学神経科精神科および関連施設を受診した認知症患者について運転状況の調査を行った．初診時に運転免許を保有する認知症患者 30 人のうち，22 人（73.3%）と多くの認知症患者が発症後も運転を継続しており，8 人（26.7%）が診断前にすでに交通事故を起こしていることを報告している[2]．

また，高齢ドライバーにおける認知機能障害を示す割合を Shimada H. らが報告している[3]．地域在住高齢者 10073 人を対象として Mini Mental State Examination（MMSE）を用いて調査し，MMSE スコアが 20 点以下の認知機能障害を有する高齢者のうち，女性では 15%が運転していたのに対し，男性では 61%もの人が運転を中止することなく継続していた．

豊田らは，山間部と都市部の異なる 2 地域在住の高齢者を対象とした自動車運転に関する意識調査を行った[4, 5]．その結果，両地域とも自動車に依存している高齢者は多かったが，特に山間部に住む高齢者は，毎日または週に数回以上運転をする人が多く，また車の利用目的に「仕事」とした割合が 72.9%と非常に高くなっていた．「運転できないと日常生活で困るか」とい

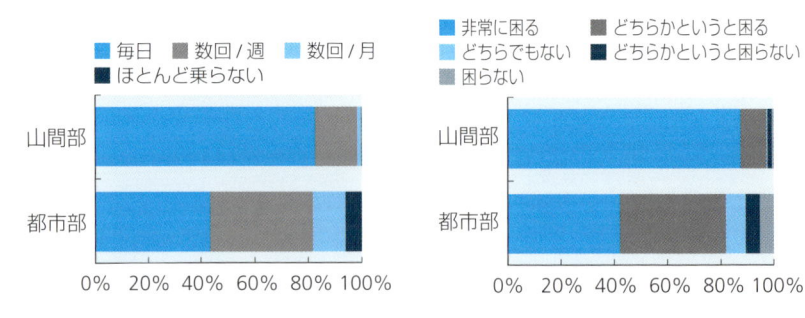

図1 運転する頻度についての回答（豊田泰孝, 他. 老年精神医学雑誌. 2008; 19（増刊Ⅰ）: 138-43[4]）

図2 運転ができない場合の生活上の困難さに関する回答（豊田泰孝, 他. 老年精神医学雑誌. 2008; 19（増刊Ⅰ）: 138-43[4]）

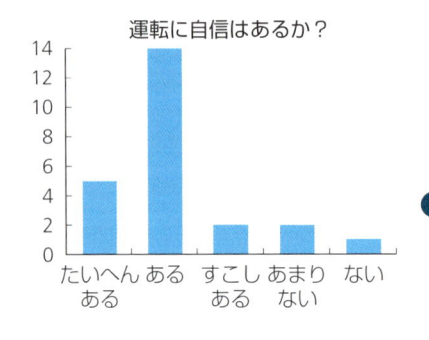

図3 アルツハイマー型認知症ドライバーの運転に対する自信（寺川智浩, 他. 老年精神医学雑誌. 2009; 20: 555-65[7]）

う問いに，「非常に困る」が山間部で 87.8％，都市部で 42.0％と差を示し，山間部で運転免許を保有している高齢者の大部分が運転できないと非常に困ると考えていた **図1**，**図2**．渡辺らのアンケート調査においても，郊外に住む高齢者は 75 〜 88.9％が日常生活に自動車がないと困ると回答しており，同様の結果を示している[6]．山間部などの地域においては，運転中止がより大きな影響を与える可能性があることがわかる．

アルツハイマー型認知症（AD: Alzheimer's disease）患者と介護家族を対象とした寺川ら[7] の報告では，患者本人へのアンケートで，運転に自信が「たいへんある」・「ある」・「少しある」と回答した者が 24 人中 21 人であった**図3**．患者本人と家族の間では，運転制限の有無や運転能力の変化，事故歴の有無などの認識に乖離があり，家族からの運転制限の忠告があ

るにもかかわらず運転を継続
しているドライバーが 24 人
中 6 人いた．一方で，「運転
をやめてほしいか」との問い
に，「やめてほしい」と回答
した家族は約 6 割で，家族
も買い物や病院などへ行けな
くなるといった生活の不安が
あり，患者の運転に依存して
いる場合があると考えられた
図4．筆者ら[8] が，運転中
断の勧告後も運転をやめない

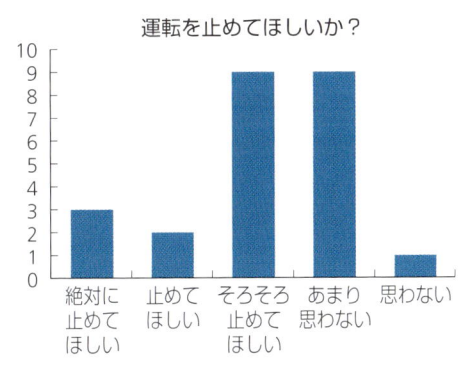

図4 アルツハイマー型認知症ドライバーの
運転に対する家族の思い（寺川智浩, 他.
老年精神医学雑誌. 2009; 20: 555-65[7]）

認知症ドライバー 71 人に対し，運転をやめない理由について調査したとこ
ろ，患者本人の拒否 49 人（69%），生活上止められない 17 人（23.9%），
趣味・生きがいだから 10 人（14.1%）という結果であった 表1．また，
新井ら[9] は，患者の運転中止を試みた介護者の 3 分の 1 では，試みるまで
に 1 年以上が経過しており，運転中止を試みていない者では，患者の危険
な運転に気付いてから 1 年以上が経過している者が約半数もあったと報告
している．運転中止の判断は，本人・家族ともに遅れがちとなることが推測

表1 運転中断の勧告・助言が困難な理由（n=71）複数回答あり

本人が勧告・中断を拒否（本人）	49 人（69.0%）
運転は生活に必要だから（本人）	17 人（23.9%）
趣味・生きがいだから（本人）	10 人（14.1%）
勧告・助言の理解不能	10 人（14.1%）
本人が止めてくれない（家族）	40 人（56.3%）
止めさせるべきかわからない（家族）	14 人（19.7%）
一人暮らしでわからない（家族）	10 人（14.1%）
生活のため止められない（家族）	8 人（11.3%）
止めさせたくないから（家族）	6 人（8.5%）
まだまだ大丈夫だと思う（家族）	4 人（5.6%）

され，その心理社会的要因について個々に検討が必要であるといえる．

② 運転の評価

（1）運転シミュレータ

　AD 患者と健常高齢者の運転シミュレータの成績を比較した先行研究では[10]，高齢者特定講習に用いられている「運転適性検査」プログラムを用いて，probable AD 19 人（CDR 0.5：9 人，CDR 1：9 人，CDR 2：1 人）（Clinical Dementia Rating: CDR）と，健常ボランティア 20 人を比較している．その結果，AD 群では総じて成績が悪い傾向にあったものの，統計学的には健常群と有意な差は認められず，明確に区別することはできなかった．差が認められなかった要因として，CDR 0.5 や 1 のごく軽度〜軽度の例では，必ずしも明らかな運転行動の障害が生じない可能性があること，「運転適性検査」プログラムは，日常的な運転環境とは異なるものであるため，実際の運転能力の低下や事故の危険性を示していないことなどが考えられるとしている．

（2）神経心理学的評価

　臨床で広く用いられる MMSE などの全般的な認知機能を評価する検査は，認知症の診断スクリーニングには有用であるが，運転評価のスクリーニングとして用いるには限界があり，参考程度にとどまるといえる．筆者らの報告においても，AD 患者および前頭側頭葉変性症患者のどちらの群においても，MMSE と交通事故歴の有無との関連性は認めなかった[11]．これまで，認知機能検査のみで具体的な運転行動を説明できるような結論は得られておらず，事故リスクが高い危険な高齢ドライバーを正確にスクリーニングできる特定の検査の報告は示されていない．

　海外のレビューでは，認知症患者の運転能力を予測する指標として，注意力と視空間認知機能が，実車による路上評価と関連が高いとされている[12]．わが国では，認知症患者の運転に関する認知機能検査の報告は少ないのが現状であるが，高齢者の運転適性の判断材料のひとつとして，認知機能検査が

有用であるとする報告がいくつかある.

　Sakai ら[13] は，60 歳以上の地域在住高齢者 151 人を対象に，有効視野（useful field of view: UFOV）と過失衝突歴の関連を調査した．その結果，高齢ドライバーにおける有効視野は，過失衝突リスクの予測因子として有用であると結論付けている．UFOV は，視覚性注意機能と関連しており，眼球や頸部の動きを伴わずして素早く視覚情報を得ることのできる視野領域である[14]．UFOV は高齢ドライバーを対象とした研究で広く用いられており，この詳細については他稿を参照されたい.

　トレイルメイキングテスト（Trail Making Test: TMT）は，視覚運動性の注意機能を評価する検査で運転能力との関連が高いことが海外のレビューでは報告されている[15]．パート A とパート B の 2 つで 1 セットの検査で，パート A は紙面上の数字を 1-2-… と順に結び，パート B は数字とかな文字を，1-あ-2-… と交互に結び，その所要時間を測定することで，注意機能の持続と選択，視覚的探索や視覚運動協調性，情報処理能力を評価することができる．佐々木ら[16] は高齢者，若年者，脳卒中患者を対象に，運転動画視聴中に危険箇所を指摘する危険予測課題を行い，TMT の所要時間，運転経験との関連性を検討した．危険予測能力は，TMT における情報処理速度と運転経験が相互に関与することが推測されたとしている．TMT は，わが国でも脳卒中患者を対象に多く報告されているが，認知症患者の運転を対象とした報告は少ない.

（3）医学的判断

　2017 年 3 月から施行されている平成 27 年改正道路交通法では，認知症と診断されれば診断名や重症度に関係なく免許取消となる．医師は，認知症の患者に対して，運転の危険性を十分に説明し，指導を行うことが強く求められており，場合によって，医師の法的責任を問われる可能性がある[17]．法的問題に関しての詳細は他稿を参照されたい.

　一方で，改正道路交通法の改正前に，松本らが AD 患者において行った 2007 年の報告[18] では，CDR 2 以上の群では必ず運転に問題があり，CDR 1 群でも MMSE で「場所の見当識」と「Serial-7」の両方に失点が

ある例においては全例に運転に問題があったが，CDR 0.5 群では運転上の問題がない例もいたとしている．筆者らの報告[11] においても，統計的有意差は認められなかったが，事故を起こした AD 患者 15 人のうち，CDR 0.5 は 1 人のみで，他の 14 人は CDR 1 以上であった．これらのことから，ごく初期の AD 患者は，運転を安全に行うことができる例が含まれている可能性がある．

　国民の世論としては，約 90％の人が認知症患者は運転をやめるべきだと考えており，社会的コンセンサスは十分に得られている[19] が，人口の高齢化が確実に進んでいるわが国の構造や社会の実情に即した基準を，今後も引き続き慎重に検討していく必要がある．

（4） 実車による路上運転評価

　路上運転評価は，運転能力の可否を判断する上で大変有用であると位置付けられている．しかし，高コスト，危険性，天候や交通量の環境を制御できないなどの短所もあり，認知症高齢者の運転に関する路上運転評価の妥当性や信頼性についての検討はわが国ではほとんどない．

③ 認知症疾患別の運転行動の特徴

（1） 認知症の原因と事故発生率の関係

　認知症の原因は様々で，臨床症状も多様であるにも関わらず，疾患別の運転能力評価，特に前頭側頭葉変性症（FrontoTemporal Lobar Degeneration: FTLD）と運転能力についての医学的研究は，わが国ではほとんど行われていなかった．AD では記憶障害や視空間認知機能の低下が初期から出現するが，FTLD では視空間認知機能の障害はあまり目立たないとされる．

　そこで筆者らは，運転免許を有する認知症患者 83 人において，原因疾患別の事故発生率を調査した[8]．その結果，事故発生率は AD 群で 39％（41 人中 16 人），血管性認知症（Vascular Dementia: VaD）認知症群で 20％（20 人中 4 人），FTLD 群で 63.6％（22 人中 14 人）となり，認知症の原因によって交通事故の発生率に大きな差を認めた．

表2 対象者の属性

		FTLD (n=28)	AD (n=67)	p value
性別	男 (n)	18 (64%)	42 (63%)	0.88
年齢	平均± SD（年）	67.9 ± 9.2	69.8 ± 10.2	0.15
MMSE	平均± SD	19.6 ± 7.6	19.5 ± 5.8	0.54
CDR	(n)			0.06
	0.5	16 (57.1 %)	21 (31.3%)	
	1	9 (32.1%)	32 (47.8%)	
	2	3 (10.7 %)	14 (20.9 %)	
IADL	平均± SD (%)	67.4 ± 35.2	64.1 ± 23.4	0.65
罹病期間	平均± SD（年）	2.0 ± 1.9	1.7 ± 1.5	0.37

FTLD: frontotemporal lobar degeneration, AD: Alzheimer's disease,
SD: standard deviation.
MMSE: Mini-Mental State Examination. CDR: Clinical Dementia Rating.
IADL: Instrumental Activity of Daily Living（male full 5, female full 8）

(2) FTLD 患者と AD 患者の対比

　前述の先行研究を踏まえて，筆者らは FTLD 患者の運転行動上の特徴，交通事故のリスク，および認知症発症から交通事故を起こすまでの期間を調査し，AD 患者との比較検討を行った[11]．対象は，1995 年 9 月〜 2012 年 12 月に高知大学医学部附属病院精神科を初診し，初診時に運転免許を保持し，自動車運転を継続中であった患者のうち，FTLD 患者 28 名（男性 18 名，女性 10 名）および，probable AD 患者 67 名（男性 42 名，女性 25 名）とした **表2**．交通事故は，患者自身に過失があるものを調査対象とし，警察の介入がなされなかった自損事故も含めた．

　FTLD と AD 患者の運転行動の特徴を比較した図を示す **図5**．総合的な運転行動の変化は，両群とも高率に認められ（FTLD 群 89％，AD 群 76％），有意差はなかった．事故の有無と MMSE，CDR，IADL の間には，両群とも有意差はなかった．FTLD 群は，「車間距離の維持困難」，「信号・道路標識の無視」，「わき見運転」が，AD 群よりも有意に多かった．FTLD 群では「わき見運転」，AD 群では「車庫入れの失敗」と「車間距離の維持困難」が，事故との関連性を示した．FTLD 群では，有意差がなかったもの

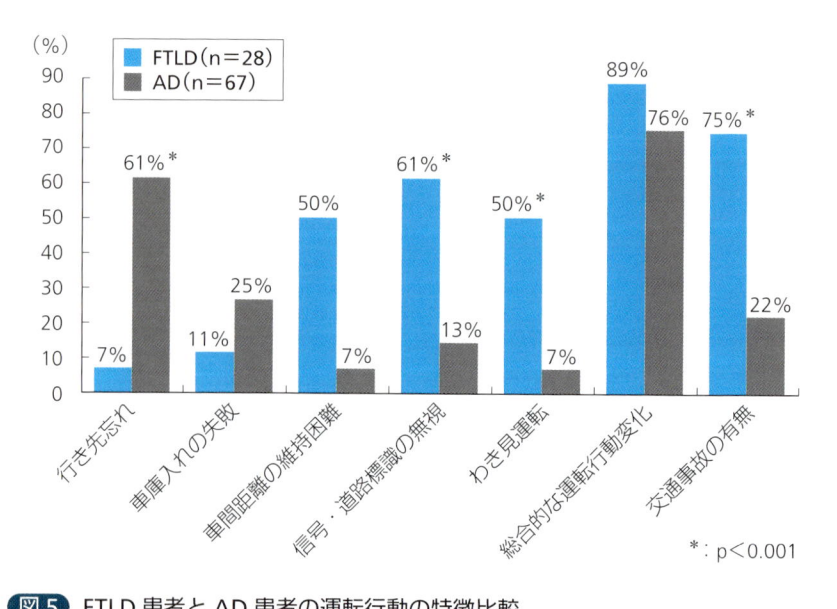

図5 FTLD 患者と AD 患者の運転行動の特徴比較

の，「車間距離の維持困難」と「信号・道路標識の無視」は事故リスクを高める傾向が認められた．交通事故を起こした人の割合は，FTLD 群 75%，AD 群 22% で，両群間に有意な差を認め，交通事故のオッズ比は 10.4（95% 信頼区間＝3.7-29.1）となり，FTLD 群で事故のリスクが非常に高いことが明らかとなった．

　さらに重要な点は，認知症の発症から交通事故を起こすまでの平均期間が FTLD 群で平均 1.35 年，AD 群で平均 3.0 年となり，FTLD 群では初診時までの平均期間 2.0 年（AD 群は 1.7 年）よりも短かったことである **図6**．FTLD 群の事故の内容を見ると，後方からの追突事故のタイプが最も多く認められ，そのうち 2 例では，ひき逃げ事故，人身事故の重大な事故が含まれていた．

　FTLD に特徴的な行動・精神症状として，脱抑制，攻撃性，衝動性，落ち着きのなさ，被影響性の亢進などが挙げられる．これらの特徴的な神経心理学的症状が FTLD 患者の運転行動変化につながっていると推測された．今後は FTLD の下位分類，Semantic Dementia（SD），FrontoTemporal

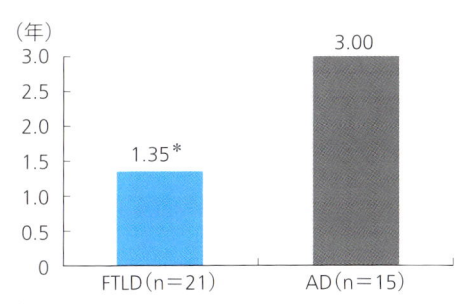

(年)

1.35*

3.00

FTLD(n=21) AD(n=15)

＊：p＜0.001, Mann-Whitney U test

図6 認知症発症から事故までの平均期間（年）

Dementia（FTD）などの運転についてさらなる調査が必要であると考えている．

　まとめると，FTLD は，AD とは大きく異なる危険な運転行動変化を示し，きわめて早期から事故を起こす危険性が高く，事故リスクは AD より 10.4 倍高いことが明らかとなった．

4 心理教育

　認知症高齢者の自動車運転中断の問題は，居住地域や家族関係などの生活背景を含めた心理社会的影響が大きく，単なる中断勧告では解決しない．筆者らは 2002 年に，家族への心理教育的アプローチで運転中断に至った AD 患者の 1 例を報告している[20]が，そのような心理社会的背景についての報告は少ない．そこで筆者らは，認知症患者の自動車運転に対する家族への心理教育のあり方について，荒井らの作成した「認知症高齢者の自動車運転を考える家族介護者に対する支援マニュアル©」（以下，「支援マニュアル」という）を用いて検討を行った[21]．マニュアルには，認知症高齢者が自動車運転の中断をしなければいけなくなった時の対応などが具体的に記されている．対象は 2010 年〜 2014 年までに物忘れ外来を受診し，認知症もしくは認知機能の低下をきたしている患者 73 人とその家族とした．評価として，年齢，臨床診断，MMSE，CDR，GDS（老年期うつ病評価尺度：

Geriatric depression scale），NPI（Neuropsychiatric Inventory），家族の批判的態度を評価する FAS（Family Attitude Scale），ZBI（Zarit 介護負担尺度：Zarit Burden Interview）を含めた．介入は，介護家族に対して支援マニュアルを用いた面接方式で，約 1 時間の心理教育を実施した．対象者 73 人は，診断後 1 カ月以内に心理教育を行う早期介入群，診断の 3 カ月後に同様の心理教育を行う後期介入群の 2 群に分け，分析を行った．その結果，2 群間で ZBI，GDS，FAS には有意差は認めなかった．早期介入群では FAS 値に有意な低下がみられ，患者への批判的態度を軽減させうる可能性が示された．また，75.3%（55 人）が家族への心理教育後に運転を中断していたが，運転を継続していた 24.7%（18 人）のうち，55%（10 人）は，運転中断に向けた何らかの具体的な行動をとることができていた．これらのことから，認知症患者を運転中断に導く手段として，家族への心理教育は有用性があると考えられた．

■ おわりに

　認知症患者と運転に関する報告を中心に概説した．研究によって用いられた評価法が異なり，さまざまな知見が散見されているのが現状である．

　マスコミ報道で高齢者や認知症の疑いのあるドライバーの自動車事故が大きく取り上げられるようになり，この問題の社会的認知は急速に広がったが，法改正や制度変更が先行しており，医学的検討が十分には追いついていない．

　高齢化が着実に進み，認知症患者が急増している日本において，認知症と自動車運転は，社会の構造を象徴した大きな問題である．認知症の重症度・疾患別の差異や，さまざまな検査・基準に関するエビデンスについて，今後も医学的研究の集積が必要である．

◆ 文 献
1）　池田 学. 日本における認知症患者の運転に関する疫学的知見と新たな法規制. Psychiatry Today Congress Reports No 26 Physician's Report 2010. 2010.
2）　上村直人, 掛田恭子, 北村ゆり, 他. 痴呆性疾患と自動車運転　日本における痴呆患者の自動車運転と家族の対応の実態について. 脳と神経. 2005; 57: 409-14.

3) Shimada H, Tsutsumimoto K, Lee S, et al. Driving continuity in cognitively impaired older drivers. Geriatrics & Gerontology International. 2016; 16: 508-14.

4) 豊田泰孝, 繁信和恵, 池田 学.〔アルツハイマー型認知症の臨床的課題を再考する〕認知症の社会的側面を再考する 自動車運転免許について: 高齢者の自動車運転の実態. 老年精神医学雑誌. 2008; 19（増刊I）: 138-43. PubMed PMID: 2008151349. 日本語.

5) 豊田泰孝, 池田 学, 田辺敬貴. 地方都市における高齢者の自動車運転と公共交通機関に関する意識 痴呆と自動車運転の問題を中心に. 日本医師会雑誌. 2005; 134: 450-3.

6) 渡辺智之, 藤掛和広, 宮尾 克, 他. 高齢者の運転状況と認知症ドライバーに関する研究. 日本医事新報. 2006; 08: 81-4.

7) 寺川智浩, 玉井 顯, 池田 学. 認知症高齢者の自動車運転に関するアンケート調査 アルツハイマー病患者の自動車運転に対する患者と家族の認識の乖離に関する検討. 老年精神医学雑誌. 2009; 20: 555-65.

8) 上村直人, 井関美咲, 谷勝良子, 他.〔認知症患者の人権と自動車運転〕認知症患者の自動車運転の実態と医師の役割. 精神科. 2007; 11: 43-9.

9) 新井明奈, 荒井由美子, 松本光央, 他. 認知症高齢者の運転行動の実態 家族介護者からの評価. 日本医事新報. 2006; 03: 44-8.

10) 松本光央, 池田 学, 豊田泰孝, 他. アルツハイマー病の運転能力低下に関するスクリーニング検査-ドライビングシミュレーターを用いた運転能力評価について. 老年精神医学雑誌. 2006; 17: 977-85.

11) Fujito R, Kamimura N, Ikeda M, et al. Comparing the driving behaviours of individuals with frontotemporal lobar degeneration and those with Alzheimer's disease. Psychogeriatrics: the official journal of the Japanese Psychogeriatric Society. 2016; 16: 27-33.

12) Reger MA, Welsh RK, Watson GS, et al. The relationship between neuropsychological functioning and driving ability in dementia: a meta-analysis. Neuropsychology. 2004; 18: 85-93.

13) Sakai H, Uchiyama Y, Takahara M, et al. Is the useful field of view a good predictor of at-fault crash risk in elderly Japanese drivers?. Geriatrics & Gerontology International. 2015; 15: 659-65.

14) Ball K. Attentional problems and older drivers. Alzheimer disease and associated disorders. 1997; 11 Suppl 1:42-7.

15) Roy M, Molnar F. Systematic review of the evidence for Trails B cut-off scores in assessing fitness-to-drive. Canadian Geriatrics Journal. 2013; 16: 120-42.

16) 佐々木 努, 山田恭平, 小島孝郎, 他. 脳卒中患者, 高齢者, 若年者の自動車運転危険予測能力の違い. 作業療法. 2016; 35: 371-83.

17) 馬場美年子, 一杉正仁, 相磯貞和. 認知症患者の自動車運転に関する法的問題. Dementia Japan. 2016; 30: 385-93.

18) 松本 光央. アルツハイマー病の危険な自動車運転者をスクリーニングする基準について. 愛媛医学. 2007; 26: 26-31.

19) 池田 学. 高齢者ならびに認知症患者の自動車運転. 老年社会科学. 2008; 30: 439-44.

20) 上村直人, 北村ゆり, 真田順子, 他. 心理教育的アプローチにより運転中断に成功したアルツハイマー型痴呆患者の一例. 精神科治療学. 2002; 17: 1033-8.

21) 荒井由美子, 水野洋子. 認知症高齢者の自動車運転を考える家族介護者のための支援マニュアル. 公衆衛生. 2011; 75: 310-2.

〈藤戸良子〉

2 自動車運転再開とリハビリテーション

Point

- ●対象者の地域での移動性を維持するため，運転リハビリテーションは必要である．
- ●脳卒中を中心として医療従事者が運転リハビリテーションを担うことが増えている．
- ●運転適性の予測には複数の認知機能検査や神経心理学的検査が活用されている．
- ●運転適性に特化した評価として，ドライビングシミュレータ，脳卒中ドライバーのスクリーニング評価，有効視野の活用が広がっている．

■ はじめに

　平成29年版交通安全白書[1] によると75歳以上人口の1/3（513万人）が運転免許保有者であり，今後も増加すると推計されている．また，75歳以上の運転者が第1当事者（交通事故に関係した者のうちもっとも責任が重い者）となった交通事故の比率は他の年齢層より高いため注目されている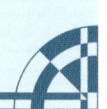．高齢者は正常な加齢であっても，視機能や運動機能，認知機能などの様々な機能が低下し，徐々にではあるものの安全運転への支障が出てくると考えられる．それゆえ，どの時点で運転を断念し免許を返納するかということが社会的な問題となっている．

　一方，加齢に伴うさまざまな病気や障害をもちながら生活する者は増加し

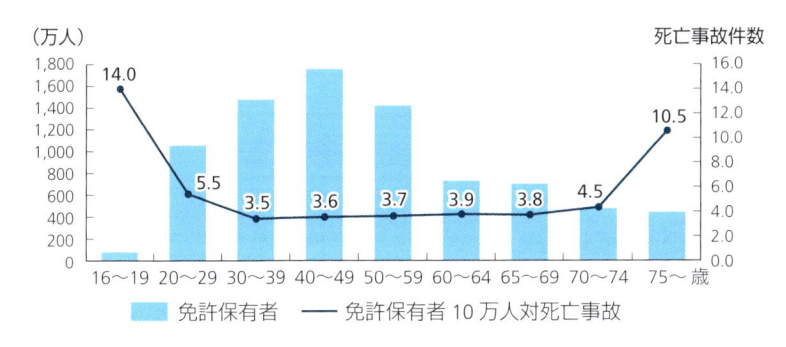

図7 年齢層別免許保有者および免許保有者10万人対死亡事故件数
平成27年における交通事故の発生状況, および平成27年運転免許統計を基に作成

ている. 道路交通法では自動車の安全な運転に支障のある一定の病気を定め, 特定の疾患や症状を呈する状態に対して免許更新時に申告義務を課している. これらの疾患の多くは急性発症し, 後遺症も残存することがあるため運転リハビリテーションが必要である. 本稿では, これらの疾患に対する運転再開支援とリハビリテーションについて概説する.

① 運転再開とリハビリテーションに関する基礎知識

(1) 運転リハビリテーションとは

　運転リハビリテーションは1977年に米国で創設されたADED (The Association for Driver Rehabilitation Specialists: 障害者自動車運転教育協会, 現: 運転リハビリテーション専門家協会) で組織化されたのが最初であるが, それ以前にも障害をもつ当事者やその支援者により行われていたと思われる. ADEDでは運転リハビリテーションを「障害や加齢による疾患などをもつ運転者および同乗者に対して, 地域での移動性を維持するために運転適性評価, 訓練, 車両の改造の助言等により, 相談および支援を行うこと」と位置付けている[2]. 本邦には同様の団体は存在しないものの, 1980年代以前から肢体不自由者の運転支援は教習コースをもつ数少ないリハビリテーションセンターや更生訓練施設で行われてきた. また, 近年リハビリテーション専門病院を中心に入院期間の短縮化, 早期社会復帰の要請を

受けて高次脳機能障害が残存する脳血管障害者の運転適性評価を行うことが増加している．しかし，社会的な問題となっている軽度認知機能障害や認知症に罹患した者に対する専門的な支援は，いまだ制度面での整備が不十分であり進んでいない．

（2）運転という作業とは

自動車の運転は自動車教習所で認知・予測・判断・操作の繰返しといわれている．これをもう少し詳しくみると，運転中に周囲の環境から運転に必要な情報を取り込む能力，取り込んだ情報に優先順位をつけ，優先度の高い順に適切に評価する能力，その結果から起こりうる事態を予測する能力，それらの情報から最適な行動を決定する能力，許容されうる速さで正確に必要な操作を行う能力などに分けられる．これらの能力は認知機能のさまざまな領域を複合的に活用し，かつ一定の感覚・運動機能を適切に用いることで構成されるものであり，その能力を適切に評価することは容易ではない．このような複雑な作業過程を理解する方法のひとつにモデルの活用が有効であり，交通心理学の分野では様々な運転行動モデルが提唱されている．ここでは一例として Burkardt による運転行動モデルをあげる[3] **図8**．このモデルは古典的であるが，判断の過程を意識化されたものと無意識に行われるものに

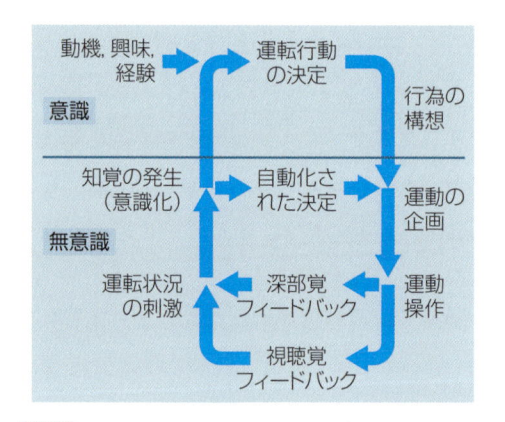

図8 Burkardt の運転行動モデル（蓮花一己. 交通心理学. 東京: 放送大学教育振興会; 2012. p.30-5[3] を基に藤田が作成）

分けており，運転経験による違いなどを理解しやすい．たとえば「ブレーキを踏む」という行為ひとつをとっても，赤信号になればブレーキを踏み停止する，という行為は習慣化されているため自動現象の小さなループであるが，予期せぬ飛出しを発見した場合は大きなループの決定となる．この比率は初心運転者とプロドライバーである場合や，慣れた経路を通る場合と初めて通る経路を通る場合でも大きく異なると考えられる．

（3）運転再開に関連する法令

　道路交通に関する基本法である道路交通法が昭和 35 年（1960 年）に施行された際は，病名などにより欠格事由が明確化されていた．しかし，平成 14 年（2002 年）の改正により，病名による絶対的欠格事由でなく，個々の症状で判断する相対的欠格事由となった．しかし，疾患や障害をもつ運転者に対しては免許取得時や更新時に自己申告を行うのみで罰則などもなかったため，この制度はあまり知られていなかった．それゆえ，疾患をもつ免許保有者や，その周囲も気付かないまま更新していた例も少なくなかったと考えられる．

　しかし，疾患を隠して運転した者の重大事故をきっかけとして平成 24 年（2012 年）6 月に道路交通法が改正され，免許の取得および更新時の質問票に虚偽記載があると 1 年以下の懲役もしくは 30 万円以下の罰金に処せられることとなった．この改正により免許更新時に医師の診断書を必要とする者が増加し，医療従事者が対象者の運転について取り扱う必要性が高まった．また，医師による任意通報制度が整備され，運転に支障のある一定の病気などをもつ者を診察し，かつその者が自動車などを運転すると著しい危険が生じる恐れがあると考えられた場合，一定の手続を経て公安委員会に通報が可能になった．ただ，この制度の活用は患者の生活に大きな影響を及ぼすものであるため，日本医師会では任意届出のガイドラインを出し，慎重に対応するよう呼びかけている [4]．

（4）運転に支障がある一定の病気

　道路交通法では運転に支障のある一定の病気の具体的な疾患名や症状とし

て，統合失調症，てんかん，再発性の失神，無自覚性の低血糖症，そううつ病，重度の眠気の症状を呈する睡眠障害，認知症などが挙げられている 表3 ．また，自動車などの安全な運転に必要な認知，予測，判断または操作のいずれかに係る能力を欠くこととなるおそれがある症状を呈する病気も免許の拒否，または保留を行うものとしている．この病気の一例として脳卒中（脳梗塞，脳出血，クモ膜下出血など）や頭部外傷後遺症などが挙げられている．脳卒中に罹患した者は加齢に伴い増加するため，高齢者から医療従事者に対して運転に関する相談が増加している．脳卒中による運動障害および感覚障害が運転に支障を生ずることは患者にも理解しやすいが，高次脳機能障害が残存する場合はその自覚に乏しいことも少なくないため，その面での評価・指導が重要である．また，疾患自体のみならず，服用している薬剤の

表3 自動車の運転に支障がある一定の病気

①幻覚をともなう精神病	統合失調症	自動車の安全な運転に必要な認知，判断または操作のいずれかに係る能力を欠くこととなるおそれがある症状を呈しないものを除く
②発作により意識障害または運動障害をもたらす病気	てんかん	発作が再発するおそれがないもの，発作が再発しても意識障害および運動障害がもたらされないもの並びに発作が睡眠中に限り再発するものを除く
	再発性の失神	脳全体の虚血により一過性の意識障害をもたらす病気であって，発作が再発するおそれがあるものをいう
	無自覚性の低血糖症	人為的に血糖を調節できるものは除外
③自動車の運転に支障を及ぼすおそれがある病気	そううつ病	そう病およびうつ病を含み，自動車の安全な運転に必要な認知，判断または操作のいずれかに係る能力を欠くこととなるおそれがある病状を呈しないものを除く
	重度の眠気の症状を呈する睡眠障害	
④介護保険法第5条の2に規定する認知症		脳血管疾患，アルツハイマー病その他の要因に基づく脳の器質的変化により日常生活に支障が生じる程度にまで記憶機能およびその他の認知機能が低下した状態をいう

影響も無視することはできないため, さまざまな面からの検討が欠かせない.

(5) 運転適性相談

　各都道府県警察では, 運転に支障がある一定の病気をもつ者や加齢などにより自身の運転適性に不安をもつ者の窓口として「適性相談係」や「適性相談室」などを設置し, 相談するよう勧めている. ここでは警察職員により, 身体・運動機能の適性検査が実施され, 主に運動機能に係る限定免許 (例: 手動運転装置に限る) などの判定や運転に支障のある一定の病気 (主に認知症) 関連の相談を行っている. 脳卒中の場合は前記の運動機能などの検査のほか, 心理的適性検査や, 機器による反応時間検査, ドライビングシミュレータによる模擬運転検査なども含まれることがある. 適性相談の受審結果は記録されており, 受審した結果, 問題なしとされていれば一般運転者と同等の扱いとなる. しかし, 明らかに運転に支障があるのに受審せず, 運転を再開し重大事故を発生させた場合はその態様により, 道路交通法 66 条 (過労, 病気, 薬物の影響その他の理由により, 正常な運転ができない恐れがある状態で車両等を運転してはならない: 点数 25 点) 等の違反に問われる可能性は否定できない. それゆえ医療従事者はその必要性に応じて運転適性相談の受審を指導すべきであるが, あくまで任意であるため, 対象者に強制と受け取られることがあってはならない.

② 運転再開とリハビリテーションに関する手順

　運転に支障のある一定の病気に罹患した対象者が運転を再開するためには, 最初にその疾患が運転免許の拒否または保留の事由 (運転に支障のある一定の病気があるか否か) に該当するかどうか, 該当する免許の適性検査基準を満たすかどうかの確認を行う. その後運転に関する複数の評価, 検査を行い, 主に主治医により運転についての助言が行われ, 必要に応じて運転に関する診断書が作成される. 以下にその概要を示す.

（1）情報収集

　医療関連の情報のほか，運転免許に関する情報（違反，事故歴含む），運転歴，主な運転目的（運転が必要な職業なのか，通勤で必要なのかなど）と運転頻度などを確認する．また，今後どのような形で運転したいのかについての希望も聴取する．

（2）視機能および身体機能の評価

　視力を適性検査基準に照らして確認する．単眼の場合や一側の視力が著しく低い場合は視野検査も行う．疾患によっては追視，サッケードなど眼球運動や奥行き知覚も適切か確認する．身体機能は医療機関内でも評価可能だが，可能であれば静止した車両で運転席への乗降と運転姿勢，運転に関する機器の操作を評価することが望ましい．立位，歩行機能を含んだ粗大運動は乗車，降車動作に重要である．また，座位バランスは適切な運転姿勢の維持に影響する．また，上肢を主とした関節可動域，筋力，動作の協調性およびスピード，感覚障害（疼痛含む）は安全性に大きく影響するため実際の操作で行う．評価はまず重要な操作（ハンドル，ペダル，シフト，サイドブレーキなど）を行い次に補器類の操作（ウインカー，ワイパー，ホーンなど）を行う．機器類の操作だけでなく，適切に安全確認の動作が可能かどうか，後方確認なども含めて必要な動作について評価を行う．身体障害の影響で運転操作が困難とみられる場合は，免許に限定が付く可能性があるため運転再開前に前述の適性相談室で相談を受けるよう指導する．限定が付く場合はその限定に応じた運転補助装置（旋回装置，手動運転装置や左アクセルペダルなど）などの適用と指導を行う．

（3）認知機能検査および神経心理学的検査

　運転適性を予測する複数の認知機能・神経心理学的検査が報告されている．脳卒中についての国内研究ではトレイルメーキングテスト（TMT-A および B），コース立方体テスト（KBDT），標準注意検査法（CAT），遂行機能障害症候群の行動評価（BADS），ウェクスラー成人知能検査改訂版

(WAIS-R)，ミニメンタルステート検査（MMSE），レイの複雑図形検査（ROCF）などの検査が実車評価による運転可群・不可群間で有意差が認められたと報告されている[5-7]．このうちTMT-Aについてはカットオフ値も報告されており[8]，徐々に国内でのエビデンスも蓄積されてゆくと考えられる．しかし，運転適性は認知機能だけでなく様々な要因に影響をうけるため，検査結果は指導する根拠の一部として用いるべきである[9]．

（4）ドライビングシミュレータを用いた評価

近年医療現場で運転適性評価用に用いられるドライビングシミュレータ（DS）が複数発売され，急速に普及している．これには，従来の高齢者講習で用いられていた検査課題（画面上に出てくる信号やカーブがあるコースに対し，アクセル，ブレーキ，ハンドルなどでの操作により，迅速かつ円滑に行えるかどうかを年齢平均値と比較して判定する）を行うタイプ（運転適性検査器や簡易型DSとも呼ばれる）のものや，それに加えて実車運転に近いシナリオ課題〔他車や歩行者が現れる仮想環境上のコースを走り，不安全行動の頻度（衝突や急ブレーキの回数など）で評価する〕が行えるタイプなどが発売されている．DSを用いた評価は，安全に評価できる，同一の環境で繰り返し行えるため時系列で比較しやすい，訓練課題として用いやすく，特定の課題では効果があるとされているなどの利点があるが，その反面，慣れが影響する，シミュレータ酔いが発生するなども問題もある．また実車の運転適性や事故経験とDS成績との関連は明確でないことや，対象者によっては表面的妥当性の問題（実際の運転とはかけ離れていて，検査結果を受けいれられないと訴える）なども発生する場合があるため，特徴を理解した上での運用が求められる．

（5）実車評価と指導

医療機関と指定自動車教習所（教習所）が協力して，運転適性評価を行う例が増加している．多くの場合，医療機関側が近隣の教習所に実車評価をペーパードライバー講習の枠組み等で依頼し，後部座席に作業療法士が同乗して教習指導員の評価と合わせてその運転適性について評価，助言を行う形

で実施されている．また，患者家族も同乗することにより，病前の運転との比較をすることや，特に本人が運転再開に強いこだわりをもつ場合などに，家族を含めての指導が有効な場合がある．実車評価は教習所の場内走行のみ行う場合と路上（一般道）走行まで行う場合があるが，場内走行は高い安全性が確保できる，課題を構造化しやすく繰り返し評価や指導を行えるなどの特徴があり，路上走行は予想がつかない場面への対応まで評価でき，最も実際に近い評価法であることなど，それぞれの特性を理解して用いることが必要である．

③ 運転適性評価に特有の検査

運転適性評価に特有の検査が複数開発されている．本稿ではこれらのうち，脳卒中ドライバーのスクリーニング評価（Stroke Drivers Screening Assessment: SDSA）および有効視野に関する検査を紹介する．

（1）日本語版 SDSA

SDSA は英国で 1991 年に開発された脳卒中患者の運転技能予測に特化したスクリーニング検査であり，複数の言語に翻訳され利用されている．本邦では加藤ら[10]が日本語版を作成し，多施設共同研究で実車評価との関連が示されている．SDSA は「ドット抹消検査」「方向スクエアマトリクス検査」「コンパススクエアマトリクス検査」「道路標識検査」の 4 つの下位検査で構成され，おおむね 30 分前後で実施できる．それぞれの検査得点を判別式にあてはめることにより「運転可」「運転不可」の判定が得られ，実車成績の予測的中率は 7 ～ 8 割と報告されている．本邦での発売は 2015 年であるが，日本語版を用いた報告は急速に増えつつある．

（2）有効視野

高齢者を対象とした運転適性の研究では，有効視野が多く用いられており事故経験や実車評価との関連が報告されている．有効視野（functional visual field または useful field of view）とは，ある視覚課題の遂行中に注視

点の周りで情報が瞬間的に蓄えられ，読み出される部分であると 1965 年に Mackworth によって定義されている[1]．有効視野の広さは注視箇所の周りに存在あるいは出現したものにいかに早く気づけるか，あるいは見落とさないかという認知・検出効率，および注視点の移動効率に大きく関係する．

　有効視野には個人差があり，加齢によって縮小するが，運転状況や処理すべき情報の複雑さなどの課題要件によってその大きさや反応時間は変化する[12]．たとえば有効視野が 14 度あれば，幅 6m の 2 車線道路の交差点手前 30m の運転席から横断歩道の前で信号待ちをする人に気づくことができ

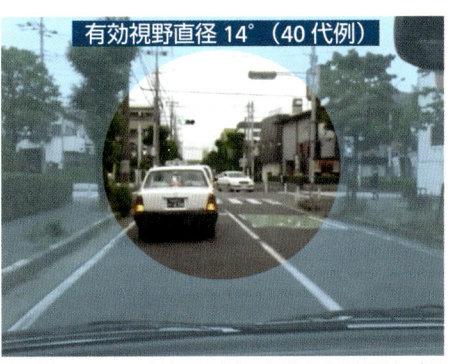

交差点の 30m 手前で両側の歩道を認識可能（その外側は実は見えていない）

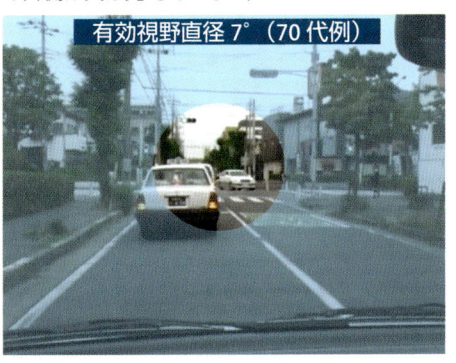

歩道は見えていない．信号もぎりぎり．

図9 有効視野と加齢変化

る．しかしたとえ同じ交差点であっても，疲労していたり，注意資源を他の事象で消費していたりして（例：運転中の携帯電話やオーディオの操作），有効視野が 7 度に狭小化していると，信号が黄色に変わることはわかっても，交差点の側方から飛び出してくる歩行者を素早く認知し，適切に回避行動をとることが難しくなる**図9**．有効視野と運転適性について Owsley，Ball らのグループは，高齢者における有効視野の急激な狭小化が事故頻度を高い感度で予測できたと報告し[13]，その訓練効果の報告も増加している[14]．

（3） 抑制課題付有効視野測定法 （Visual Field with Inhibitry Tasks：VFIT）

　脳損傷者および高齢者の有効視野および自己抑制機能を調べるソフトウェアであり，健常高齢者の実車評価成績との関連が報告されている[15]．VFITは4つの下位検査から構成され，全ての検査を行うには40分程度を要するが，従来の神経心理学的検査では検出困難な軽度半側空間失認も検出することが可能である．

■ まとめ

　自動車などの運転は障害の有無に関わらずリスクを伴う作業である．危険な運転行動を実行するかどうかは対象者の判断であり，それには適切な自己認識が重要である．運転適性判断に「確実」は存在せず，対象者が事故を起こさないことが最も重要である．われわれ支援者は医師をはじめとした多職種による複合的な視点で判断し，フォローアップを行うことで運転適性評価の精度を高める取組みが必要である．それゆえある時点での判断を絶対とするものでなく，対象者の変化を期待し，評価・指導を継続性のあるものにすることも重要である．

◆ 文 献

1） 警察庁. 平成 29 年運転免許統計, 2017.
　　〈https://www.npa.go.jp/toukei/menkyo/index.htm〉（参照 2017-12-26）
2） The Association for Driver Rehabilitation Specialists: Best Practice Guidelines for the Delivery of Driver Rehabilitation Services.2016.
　　〈www.aded.net/resource/resmgr/P&P.../802-Best_Practices.pdf〉（参照 2017-12-26）
3） 蓮花一己. 第 2 章交通心理学総論 （2） 第 3 項　運転行動のモデル. In: 蓮花一己, 向井希宏. 交通心理学. 東京: 放送大学教育振興会; 2012. p.30-5.
4） 日本医師会. 道路交通法に基づく一定の症状を呈する病気等にある者を診断した医師から公安委員会への任意届出ガイドライン （平成 26 年 9 月）. 2014.
　　〈http://dl.med.or.jp/dl-med/teireikaiken/20140910_1.pdf〉（参照 2017-12-27）
5） 加藤貴志, 岸本周作, 井野辺純一, 他. 脳損傷者の実車運転技能予測に有効な神経心理学的検査について―システマティックレビューとメタ分析―. 総合リハ. 2016; 42. 1087-95.

6) 外川 佑, 小田俊昌, 山倉宏美, 他. 自動車運転再開プログラムにおける神経心理学的検査判断基準についての検討. 総合リハ. 2013; 41: 373-8.

7) 小倉由紀. 千葉県千葉リハビリテーションセンターの取り組み. In: 蜂須賀研二. 高次脳機能障害者の自動車運転再開とリハビリテーション 1. 京都: 金芳堂. 2014. p.61-7.

8) 山田恭平, 佐々木努, 工藤 章, 他. 脳血管障害者における神経心理学的検査と実車評価との関連性. 高次脳機能研究. 2013; 33: 270-5.

9) 日本作業療法士協会, 編. 運転に関する作業療法士の基本的考え方（2017 年研修会テキスト）. 2017. p.9.

10) 三村 將, 仲秋秀太郎. SDSA 脳卒中ドライバーのスクリーニング評価日本版, 新興医学出版社. 2015.

11) Mackworth NH. Visual noise causes tunnel vision. Psychonomic Science. 1965; 3: 67-8.

12) 三浦利章. 視覚的注意と安全性. 有効視野を中心として. 照明学会誌. 1998; 82: 180-4.

13) Owsley C. Vision and driving the elderly. Optometry and Vision Science. 1994; 71: 727-35.

14) Wadley VG, Benz RL, Ball K, et al. Development and evaluation of home-based speed-of-processing training for older adults. Arch Phys Med Rehabil. 2006; 87: 757-63.

15) 藤田佳男, 三村 將, 飯島 節. 高齢者の運転適性と有効視野. 作業療法. 2012; 31: 233-44.

〈藤田佳男，三村 將〉

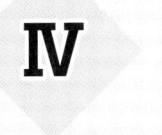

Q&A 編

これだけは知っておきたい!!
実務で使えるポイント Q&A

■ はじめに

このＱ＆Ａのコーナーは，高齢者，特に認知症と自動車運転の問題に関して日常臨床で遭遇しやすい疑問に対する実践的な対応を主眼としてテーマを選択しています．なお，回答によっては法律の改正や統計など最新のデータとの相違がありうることをご了承ください．

Q1　介護保険上の認知症と，医学的な認知症では，その診断基準に違いはあるのでしょうか？

改正道路交通法でいうところの認知症とは医学的な診断基準や学術研究で用いられる定義ではなく，介護保険法５条の２に "生活障害を来している程度の認知症" と規定しています．したがって，日常生活に支障をきたしているかどうかの微妙な境界，初期認知症と軽度認知障害（MCI）では，医学的診断基準と異なる診断になる可能性はありますが，たとえばDSM-5 の診断基準においても認知症の定義は日常生活機能における自立性のレベルを重視していますので，道路交通法上の認知症と医学的な認知症が大きく異なることはないと思われます．

ただし，日常臨床では，家族歴や画像所見などに基づきアルツハイマー型認知症への進展が十分予想できる場合は MCI の段階や MCI と初期認知症の境界段階から，抗認知症薬による治療を導入する場合もあると思われます．その場合，添付文書上の適応はアルツハイマー型認知症ですから，運転の中止を指導することは，避けては通れないと思われます．

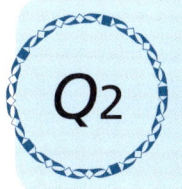

Q2 診断書の作成にあたっては，長谷川式知能スケールや MMSE を行わねばなりませんか？未実施の場合はどうすればいいでしょうか？

原則，本書でも紹介したモデル診断書（警察庁作成．46 頁参照）で求められているすべての項目に記入をする必要があります．モデル診断書の「3．身体・精神の状態」に関する検査結果として，「ア　認知機能検査，心理学的検査」への記載が求められています．そこには「MMSE，改訂長谷川式簡易知能評価スケール（HDS-R）の他，その他（　　　）」という項目もあります．したがって，長谷川式や MMSE 以外の神経心理学的検査でも問題ありませんが，ここでは 2 の総合所見を補完するものとして，認知症もしくは認知症ではないことを客観的な指標で明示することが医師に期待されていますので，簡便であっても特殊な検査や，まだ一般的ではない検査の結果を行うことは避けるべきでしょう．

なお，未実施の場合は，その理由についても記載は必須です．本人の検査拒否など検査継続不能など，理由そのものが公安委員会の参考情報となります．

Q3 自動車運転に係る診断書を作成した者が事故を起こした場合，処罰を受けたりすることがありますか？

臨時適性検査および診断書提出命令に係る診断書作成は医師により行われますが，免許取消し等は都道府県公安委員会において判断されます．公安委員会が判断する際に主治医の診断書により判断できない場合，再度，専門医の判断を求めることがあります（警察庁丁運発第 210 号　平成 28 年 11 月 16 日，警察庁交通局運転免許課長）．したがって処罰を受ける

診断書（都道府県公安委員会提出用）

---

1. 氏名

　　　　　　　　　　　　　　　　　　　　　　　　　　　　男・女

　生年月日
　　　　　　M・T・S・H　　　　年　　　月　　　日（　　　歳）
　住所

---

2. 診断
　① アルツハイマー型認知症
　② レビー小体型認知症
　③ 血管性認知症
　④ 前頭側頭型認知症
　⑤ その他の認知症（　　　　　　　　　　　　　　　　　　　　　　　）
　⑥ 認知症ではないが認知機能の低下がみられ，今後認知症となるおそれがあ
　　　る（軽度の認知機能の低下が認められる・境界状態にある・認知症の疑い
　　　がある等）
　⑦ 認知症ではない

　所見（現病歴，現在症，重症度，現在の精神状態と関連する既往症・合併症，
　身体所見などについて記載する．記憶障害，見当識障害，注意障害，失語，
　失行，失認，実行機能障害，視空間認知の障害等の認知機能障害や，人格・
　感情の障害等の具体的状態について記載する．）

書式 診断書（見本）

3. 身体・精神の状態に関する検査結果（実施した検査にチェックして結果を記載）

　　□認知機能検査・神経心理学的検査
　　　□MMSE　　□HDS-R　　□その他（実施検査名　　　　　　　）
　　　□未実施（未実施の場合チェックし，理由を記載）
　　　□検査不能（検査不能の場合チェックし，理由を記載）
　　□臨床検査（画像検査を含む）
　　　□未実施（未実施の場合チェックし，理由を記載）
　　　□検査不能（検査不能の場合チェックし，理由を記載）
　　□その他の検査

4. 現時点での病状（改善見込み等についての意見）

　＊前頁2⑤に該当する場合（甲状腺機能低下症，脳腫瘍，慢性硬膜下血腫，
　　正常圧水頭症，頭部外傷後遺症等）のみ記載
　(1) 認知症について6月以内［または6月より短期間（　　カ月間）］に回復
　　　する見込みがある．
　(2) 認知症について6月以内に回復する見込みがない．
　(3) 認知症について回復の見込みがない．

5. その他参考事項

以上のとおり診断します．平成　　年　　月　　日
病院または診療所の名称・所在地

担当診療科名

担当医氏名

＊A4版表裏印刷で使用．A4版2枚の場合は要割印．A3版1枚印刷も可

ことはないが，できれば主治医として協力すべきである．診断困難例は医師会マニュアルにそって専門医へ紹介をすべきである．

　診断書に誤りがあった際の法的責任について，医師がその良心と見識に基づき行った診断に基づいて作成した診断書につき，診断書作成医師に刑事上の責任が生じることはありませんが，民事責任を問われる可能性は否定できません．

> ### 参考
>
> ■ 日本認知症学会，他．認知症高齢者の自動車運転に関する専門医のためのQ&A 集．2017（2017 年 3 月 14 日）．I 総論編: 第 5 章　運転免許に係る医師の診断と法的（責任）問題．

Q4 診断書の書き方のポイントについて教えてください．

前述したように，すべての項目に記入をする必要があります．認知機能検査が未実施の場合は，その理由についても記載は必須です．検査継続不能など，理由そのものが公安委員会の参考情報となります．

　CT などの画像検査も施行できない場合はその理由を記載してください．診療所などで機材がない場合は，近隣の施設などでの画像検査の施行や，専門施設で認知症の精査を行った際の画像所見を参考にしてください．特に診断に迷う場合には，MRI や SPECT などの検査が必要な事例はあり得ます．診断書作成のポイントは，認知症の有無の判断ですので，認知症の診断においての必要性で判断してください．

　新たな平成 27 年改正道路交通法による診断書では，病名のほか，生活に支障をきたしているかどうかの根拠や，客観的な生活障害の程度や，状況を記載し，病名や診断に至った経緯を示す必要があります．

Q5 当診療所には画像検査装置がありません．診断書作成にあたって画像検査をしなくてもよいですか？

認知症の診断には，最低限 CT 検査は必要と思われます．診療所などで機材がない場合は，近隣の施設などでの画像検査の施行や，専門施設で認知症の精査を行った際の画像所見を参考にしてください．

特に診断に迷う場合には，MRI や SPECT などの検査が必要な例もあると思います．そのような場合は，専門医に紹介していただいて構わないと思います．

> ### 参 考
>
> ■ 日本医師会「かかりつけ医による診断フローチャート」（本誌にも掲載されている）．

Q6 臨時適性検査，臨時認知機能検査とは何ですか？

臨時適性検査とは都道府県公安委員会の命令で行われる検査であり，免許交付後，交通安全上問題があると判断された場合に都道府県の公安委員会の命令で専門医が行う検査のことを指し，すべて公費で賄われます．

臨時認知機能検査とは，運転免許証を保持する 75 歳以上の方が一定の交通違反（基準行為）を行った場合に受ける認知機能検査のことです．内容は記憶力や判断力を測定する検査で，時間の見当識，手がかり再生，時計描画という 3 つの検査項目から構成されています（I-3: 3　認知機能検査参照）．認知機能検査は，公安委員会（警察）または委託された教習所等でも受検可能です．75 歳以上では 3 年に一度の免許更新となりその

際に行われる認知機能検査と同様の検査ですが，臨時の意味は，3 年を待たずに基準行為と呼ばれる交通違反を起こした場合に認知症などへの早期対応を目的として 2017 年 3 月から，臨時で認知機能検査が義務化されました．その結果，認知機能の低下がみられた場合には，さらに臨時適性検査（専門医の診断）または医師の診断書の提出や，臨時高齢者講習を受けることになります．

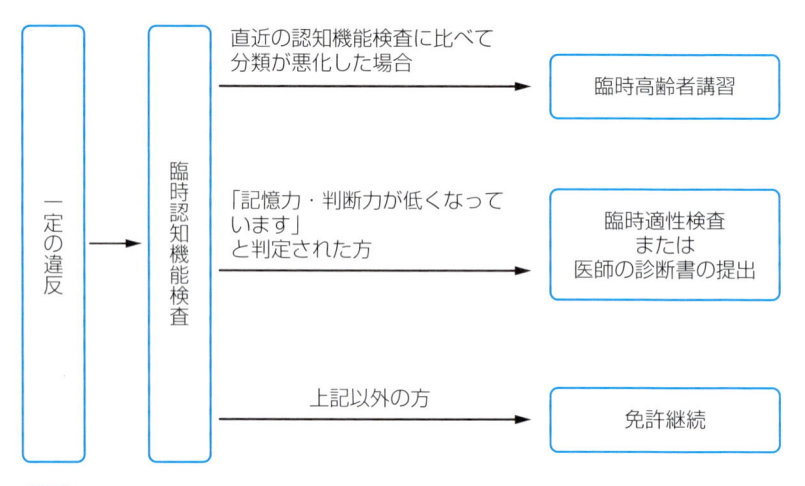

図 1 臨時認知症機能検査のフローチャート

参 考

■ 警察庁．認知機能検査に関する Q & A: 社会保険研究所　知っておきたい 75 歳からの運転免許-認知機能検査と診断のしくみ（平成 29 年 4 月 28 日）．2017．p.10-11）〈http://www.keishicho.metro.tokyo.jp/menkyo/koshu/koshu/rinjikoureisha.html〉

Q7 認知症の運転で多いとされ，臨時適性検査の受検に繋がる交通違反とはどのようなものですか?

75 歳以上の運転免許を所有している人が「認知機能が低下した場合に行われやすい一定の違反行為（18 の基準行為）」をした場合，臨時認知機能検査を受けることになります．その結果，認知機能の低下がみられた場合（第一分類に判定）には，さらに臨時適性検査（専門医の診断）または医師の診断書の提出や，臨時高齢者講習を受けることになります．

政令で定める 18 種類の違反行為を表に示しますので，参考にしてください．

表 1 基準行為とは

基 準 行 為	
1. 信号無視	11. 交差点優先車妨害
2. 通行禁止違反	12. 環状交差点通行車妨害等
3. 通行区分違反	13. 横断歩道等における横断歩行者等妨害等
4. 横断等禁止違反	14. 横断歩道のない交差点における横断歩行者等妨害等
5. 進路変更禁止違反	
6. しゃ断踏切立入り等	15. 徐行場所違反
7. 交差点右左折方法違反	16. 指定場所一時不停止等
8. 指定通行区分違反	17. 合図不履行
9. 環状交差点左折等方法違反	18. 安全運転義務違反
10. 優先道路通行車妨害等	

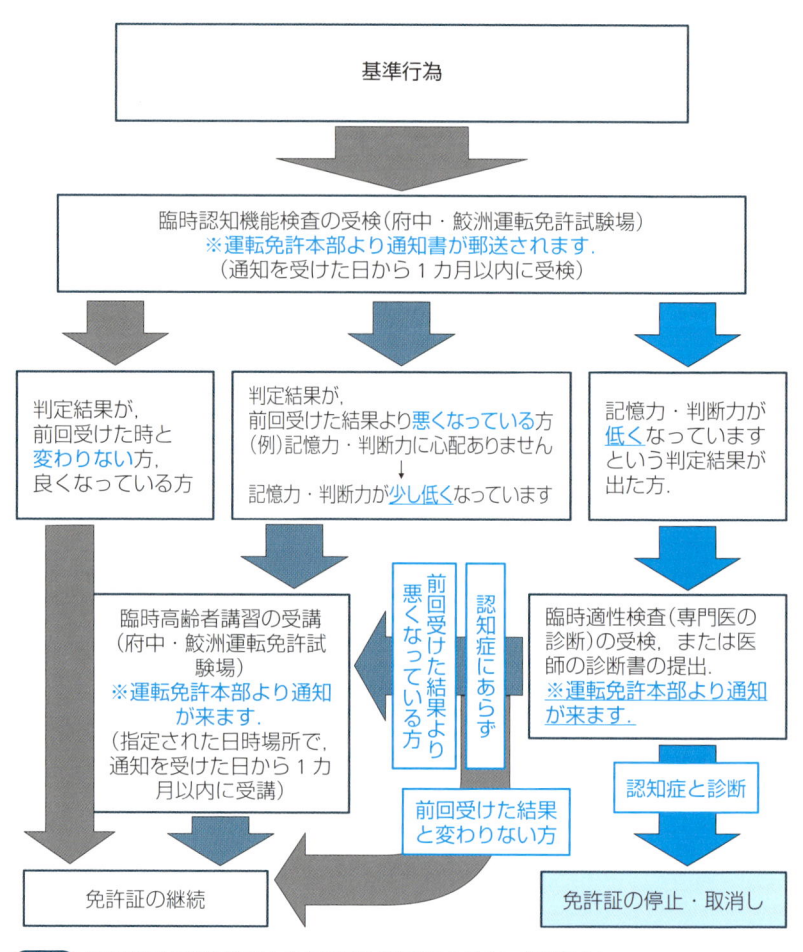

図2 臨時認知機能検査と臨時高齢者講習の流れ（警視庁）

参考

■ 警視庁. 臨時認知機能検査と臨時高齢者講習. 2018. 〈http://www.
keishicho.metro.tokyo.jp/menkyo/koshu/koshu/rinjikoureisha.html〉

臨時適性検査と診断書提出命令の違いは何でしょうか？

認知機能検査の結果，第一分類と判断されると，公安委員会の通知により，認知症について臨時適性検査（専門医の診断）を受けるか，診断書提出命令により医師の診断書を提出しなければなりません．前者は公費で賄われ，後者は医療保険での診断書作成が可能となっています．したがって，かかりつけ医が存在する場合には原則，診断書提出命令がかかりつけ医に求められますが，かかりつけ医がいない場合は臨時適性検査が行われることになります．なお，診断書の作成が公費で行われる臨時適性検査なのか，医療保険でかかりつけ医として行うのかは都道府県の公安委員会の間でもまだ一致した見解がありません．

公費負担か，医療保険で行うのか，もしくは患者さんや家族の希望により自費での負担なのかは，患者さんから診断書作成の依頼があった場合にまず診断書作成の流れをきちんと事前に確認しておくことをお薦めします．患者さんや家族は健康診断のつもりで受診する場合があります．診療上の事務処理を確認しないまま診断書作成を行うと，認知症の検査の場合，画像検査などを実施して実費負担での診断書作成となれば，数万円と高額となる場合が多く，患者さんや家族が不信感を抱かれる場合があるため注意が必要です．

認知機能検査は何回でも受検可能ですか？

認知機能検査は何回でも受けられますが，受ける度に手数料がかかります（通常 1 回 650 円）．なお，各都道府県で受検できる回数などは何回

までと決めている場合もありますので都道府県の免許センターに問い合わせをしてみてください．再び検査を受け，第1分類以外に判定された人は，臨時適性検査や診断書提出命令の対象者にはなりません．

参　考

■ 知っておきたい75歳からの運転免許　認知機能検査と診断のしくみ．
東京: 社会保険研究所. 2017

Q10 診断書作成を依頼された場合，自分で作成すべきか，専門医に紹介すべきかの判断基準はありますか？

主治医もしくはかかりつけ医がいる場合には原則，診断書提出命令が下され，主治医もしくはかかりつけ医師がいない場合は臨時適性検査が行われることになります．基準はありませんが，かかりつけ医自身が診断書を作成するのが好ましい場合と，専門医や認知症疾患医療センターなどへ紹介を考慮すべき場合に分かれて考えるべきでしょう．まず，かかりつけ医の先生の作成が好ましいケースとして①自分で認知症と診断し，抗認知症薬処方を開始している場合，②介護保険主治医意見書を作成している場合，③他院で認知症の（鑑別）診断があり，処方を継続している場合，④臨床経過，画像などから認知症の診断が確実である場合，⑤中等度以上の認知症，特に抗認知症薬を処方している場合はかかりつけ医が積極的に診断書作成にかかわっていく必要があるでしょう．一方，専門医や認知症疾患医療センターへの紹介をすべきケースとして，①認知症と診断しているが，告知や処方をまだしていない段階，②ごく軽度・軽度の認知症と考えられる場合，③作成や告知により，医師−患者関係に支障をきたす恐れがある場合（例: 通院拒否，治療拒否が起こりうる場合），④認知症としての診療は行っておらず，違反のみで診断書作成依頼の場合，専門医への相談を行う方がよいでしょう．日本医師会作成の手引きも参考にしてみてく

ださい.

参 考

■ 日本医師会. かかりつけ医向け認知症高齢者の運転免許更新に関する診断書作成の手引き.〈http://dl.med.or.jp/dl-med/doctor/ninmen/20170301kaigo_tebiki.pdf〉

Q11 回復の見込みがある認知症患者さんです. 6 カ月以内に回復の見込みがあるとの診断をした場合, 6 カ月後の診断書も初めに診断書を作成した医師が記載する必要がありますか?

基本的にはその患者の経過をフォローしている同じ医師が記載をすることが望ましいと思われます. しかし, 認知症に関する専門医, または主治医であればよいので, 初めに作成した医師に限定されません. なお, 「軽度の認知機能の低下が認められる」「境界状態にある」「認知症の疑いがある」等の診断を行った場合も同様です. 参考までに平成 27 年改正道交法施行後の医師の診断を受けた者の状況 (2017 年 11 月末の警察庁発表における認知機能検査の実施状況) では, 軽度認知障害と判断された 10873 人の 2 回目 (6 カ月後) において調査可能であった者の 170 名中 15 名 (8.4%) が認知症に, 18 名 (10.1%) が認知症ではないと判定され, 146 名 (81.6%) が認知機能低下 (=同じ程度) で 8 割が同じレベルのままであったというデータがあります.

参 考

■ 日本老年精神医学会. 認知症高齢者の自動車運転に関する専門医のための Q&A 集 (平成 29 年 3 月 14 日). 2017.

Q12 認知症専門医です．かかりつけ医等の診断を不服として，セカンドオピニオンを求めて受診してきた患者さんの対応はどうすべきでしょうか？

かかりつけ医からの認知症精査希望や，患者さん本人，家族の要望でのセカンドオピニオンは，専門医として病診連携，病病連携などの観点からも積極的に引き受けることが望ましいでしょう．なお，かかりつけ医からの運転中断の告知や勧告が通常の身体疾患に関する診療に支障をきたしうる場合も，認知症の人や家族の地域生活や療養の継続上の観点から，専門医として診断を引き受けてください．受診の理由としては，軽度の認知症なのか，MCIレベルなのかといった診断に困る場合ですが，かかりつけ医が運転の中断告知をすると身体疾患の診療に支障をきたす場合もあります．そこで専門医の役割は，認知症やその疑いがあるケースには積極的に関わりをもち，認知症の精査を行い，その診察結果をご本人やご家族に丁寧に説明することが重要になります．

参 考

■ 日本老年精神医学会．認知症高齢者の自動車運転に関する専門医のためのQ&A集（平成29年3月14日）．2017.

Q13 免許証の自主返納は家族から申請された場合でも受け付けられるのですか？

自主返納は原則，本人の申告制です．したがって家族が本人の免許証を警察や免許センターに提出しても認められません．本人が自主的に返納をすることが必要です．また，家族の判断のみで医学的な判断もなく，また運転能力の低下もないのに免許をはく奪するのは，権利擁護の観点からも認

められません.

　認知症の有無を医学的に確認し，周囲は本人が納得して自主返納できるように環境を整えることが重要です．ただ最近代理人でも自主返納が可能になるなどの制度が地方自治体によっては可能となっている場合もありますので，最寄りの警察署に確認してみてください.

参 考
■ II 実践編: 第 4 章　運転中止後の社会支援・先進地の事例紹介

Q14 任意通報制度とはどのような制度ですか？また通報の基準はあるのでしょうか？

　任意通報制度とは 2014 年 6 月 1 日から開始された制度で，医師は一定の病気等のため運転に支障があると思われる患者を診察した場合，都道府県公安委員会に任意で通報することが可能となりました．したがって，届出行為は守秘義務違反にはなりません．認知症はこの通報可能対象疾患であり，説得や家族の対応でも運転中断が困難な場合は利用を検討する必要があります．しかし，治療あるいは医師 - 患者関係等に種々の支障を及ぼす可能性があるため，慎重な対応が求められます．対象疾患は，統合失調症，てんかん，そううつ病，再発性の失神，無自覚性の糖尿病，重度の眠気の症状を呈する睡眠障害，急性一過性精神病性障害，慢性持続性妄想性障害，脳卒中（脳梗塞，脳内出血，くも膜下出血，一過性脳虚血発作など），認知症，アルコール依存症等で特に認知症に限定されたものではありません．なお，認知症に関しては関連学会が任意通報制度に課するガイドラインを作成していますので参考にしてください.

参 考

■ 警視庁. 所轄法令. 平成 25 年道路交通法改正. 〈https://www.npa.go.jp/syokanhourei/kaisei/houritsu/250614/honbun.pdf〉

Q15 認知症の人が，免許を失効したり，自主返納したりした後も無免許で運転しようとする場合，どのように対応したらよいでしょうか？

認知症の人は運転を辞めた，もしくは免許を返納したこと自体を忘れてしまう場合がよくあります．また，認知症の人では，まだ仕事をしていると思い込んでいたり，趣味である畑・農園に行きたい，友人との談笑の場所である喫茶店に行きたい，同居するお孫さんの役に立ちたいなど生きがいや家族としての役割を果たしたいという気持ちが，運転中断を困難にしている場合も多いようです．家族から，認知症の人に説得する際の方法につき助言を求められた際には，家族がなぜ認知症の人が運転をするのかをかかりつけ医やケアマネジャーに相談してみるようにアドバイスをしています．高齢者の多くが運転にこだわる心理的背景を調査し対応をまとめた家族支援マニュアル（第 2 版）がダウンロードで利用できますので参考にしてみてください．なお前記のような試みが奏効しない場合は，Q14 で解説したような任意通報制度の利用も検討してください．

参 考

■ 荒井由美子, 監修. 認知症高齢者の自動車運転を考える家族介護者のための支援マニュアル. 第 2 版. 2016. 〈http://www.ncgg.go.jp/department/dgp/index-dgp-j.htm〉

Q16　認知症の背景疾患別で運転行動の違いや事故の危険性が異なるのでしょうか？

　4 大認知症であるアルツハイマー病，血管性認知症，レビー小体型認知症，前頭側頭型認知症では認知機能障害や精神症状に大きな差異があることがわかっています．運転行動は一般的に認知 − 予測 − 判断 − 操作の一連の流れの行為に関与するといわれていますが，認知症も大脳の慢性進行性疾患であるため，様々な形で認知 − 予測 − 判断 − 操作に影響しうると考えられます．筆者らの検討では **表2** のように運転行動や事故率にも大きな差異が認められました．また前頭側頭型認知症とアルツハイマー病の運転行動比較では，前頭側頭型認知症がアルツハイマー病より交通事故発生リスクが 10.4 倍高く，さらに交通事故や違反では高速道路の逆走や，当て逃げ事故など重大な交通違反や事故が前頭側頭型認知症では多い傾向ですので，診断早期の対応が必要でしょう．またレビー小体型認知症では，幻視などの視知覚障害に伴う運転行動上の問題がありながらも，病識がある程度保たれていることから適切な診断と説明により，アルツハイマー病よりも運転中断が実現しやすいと考えられます．このように，認知症と運転

表2　認知症の背景疾患別運転行動，危険性，事故リスク

	交通事故率（名）	事故危険運転特徴
前頭側頭型認知症 （n＝22）	63.6% （14）	信号無視，わき見運転， 追突事故
アルツハイマー病 （n＝14）	39.0% （16）	迷子運転 枠入れで接触事故
血管性認知症 （n＝20）	20% （4）	操作ミス 速度維持困難
全体 （n＝83）	40.9% （34）	認知症の原因で危険性の 差異がある

※　厚生労働科学研究費補助金　長寿科学総合研究事業「痴呆性高齢者の自動車運転と権利擁護に関する研究」（主任研究者池田学）平成 15-17 年度総合研究報告書. 2006.

の問題は，認知症として一括りに対応をするのではなく，認知症の原因疾患や重症度も加味した治療的対応や心理教育や社会的対応が必要であると考えられます．

Q17 生活にそれほど支障をきたしていない軽度の認知症でも運転は禁止されるのでしょうか？

現在の法律で運転が禁止されている認知症はアルツハイマー病，血管性認知症，レビー小体型認知症，前頭側頭型認知症の 4 大認知症，その他の認知症で回復の見込みがない場合，加えて介護保険法 5 条の 2 に規定されているように生活に支障をきたしている場合です．したがって，医学的には軽度認知障害と認知症の境界例でも，生活に支障をきたしていない場合は，軽度認知障害（モデル診断書では，⑥認知症ではないが軽度の認知機能の低下がみられる）と診断し，本人と家族にも運転に気をつけるように注意を喚起し，注意深く経過を観察する必要があります．

参 考
■ 参照： Q1

Q18 MCI（軽度認知障害）で抗認知症薬を処方されている患者さんは運転をしていいでしょうか？

MCI では運転免許の取消しや停止とはなりません．ただし，MCI と初期認知症の境界例で，抗認知症薬が投与されている場合，保険病名はアルツハイマー型認知症になっているはずですので，運転はできなくなります．

Q19 MMSE 28 点の軽度認知障害（MCI）の患者さんを専門医に紹介したところ，前頭葉機能低下により運転はできないと言われました．どうしてでしょうか．

MMSE 等の認知機能検査では，MCI に相当する得点でも，前頭葉機能の低下による実行機能の障害によって，日常生活に支障をきたしている場合があります．この場合は，医学的にも運転に関する診断書上も，正確には認知症の診断となります．また，精神症状や行動障害を重視して診断されるレビー小体型認知症や前頭側頭型認知症は，認知障害は軽度でも，認知症と診断される場合があります．

参　考

■ I 総論編：第 4 章　認知症と自動車運転

Q20 レビー小体型認知症（DLB）の方などでは，抗認知症薬の服用で MMSE が MCI レベルに改善する場合がありますが，抗認知症薬の効果により認知症が改善しても，運転は禁止されているのですか？

介護保険上の認知症の定義に基づき，DLB という臨床診断がなされていれば，治療によって臨床症状が改善したとしても運転免許は取消しとなります．抗認知症薬で認知機能の改善がみられたからといって DLB が治癒したとはいえません．DLB は慢性進行性の疾患であり，一時的に症状の改善がみられても，次第に生活機能障害などが出現していきます．もちろん，今後根本治療薬の出現により，認知症の治癒あるいは進行を止めることが可能となれば対応策も変化していくと思われます．

参　考

■ 日本老年精神医学会. 認知症高齢者の自動車運転に関する専門医のための
Q&A 集（平成 29 年 3 月 14 日）. 2017.

Q21 認知症と診断され家族からの説得で免許を自主返納しました. その後うつ病と判明し, うつ病が治り, 認知症が否定されたので, 自主返納を取り消したいと本人から希望されましたが可能でしょうか?

　道路交通法上は, 自主返納した方が, 再度免許を取得する際には, 試験の一部免除はなく, 再度試験を受ける必要があります（一定の病気等で取消処分を受けた方は, 3 年以内に回復した場合は, 試験の一部が免除されます）.

　なお, 診断書提出命令に基づき提出された診断書により, 公安委員会が取消処分をした場合であれば, 後日, その診断書が誤っていた場合であれば, 公安委員会がその取消処分が適切であったかどうかを再度検討し, 処分の取消をする可能性もあります. しかしながら自主返納の場合は, あくまで本人の意思によるもので, 申請を受け付けた公安委員会は, 自主返納の可否を検討しませんので自主返納の行為を取り消すことはできません. したがって, 運転には運転免許試験の再受験で, 合格することが必要となります.

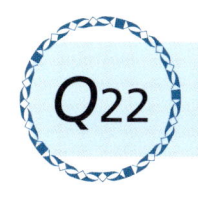

Q22 認知症の人の運転中断の指導方法を教えてください.

　認知症の人は一般的に自身の能力低下に気付くことが苦手で病識が低下していきます．そのため病気の告知や運転中断の必要性の説明に対する反応も認知症の原因疾患によって大きな差があると考えられます．また運転を断念することへの拒否反応には病識の低下以外にも，運転が生き甲斐や趣味活動であったり，運転が家族生活に貢献している，生活必需品の購入のため地域生活で必要であることなど様々な心理社会的な背景も考えられます．そのため医師から本人を含めた家族への病気と告知と十分な説明を行いながら，代替案の模索や地域生活の継続を一緒に考える態度で運転中断の勧めることが望ましいでしょう．MCIの段階から，ゆっくりと時間をかけて，運転中止後の影響が最小限になるように本人と家族に環境を整えるように指導できれば理想的です．

Q23 診断書作成にあたり，医師の注意義務は何かありますか？

　医師は医師法を遵守する義務がありますが，その他にも民事訴訟に遭遇することがあります．医師は善管注意（善良な管理者が行うべき注意）義務（民法644条）という社会通念に照らして当然の注意を患者に対して行う義務があるとされています．そのため生活指導上，運転に対する指導を行っていない場合，民事訴訟上，賠償責任が生じることがありえます．また，説明報告義務（民法645条）があり，患者，家族への説明を怠った場合も同様に民事訴訟上で賠償責任が生じる場合があります．したがって，丁寧に運転のリスクを説明し，診断書作成に際しては，本邦では認知

症は運転が認められていないこと，抗認知症薬を使用する際には運転できなくなることなどの注意点を説明する必要があります．また，Q14で解説した任意通報制度も周知し，本人や家族に説明しておく必要があるでしょう．いずれにしても前記のような事項は必ずカルテ記載を心がける必要があります．

Q24 認知症の運転の問題に関して，日常臨床で参考にすべきガイドラインや専門学会の提言などにはどのようなものがあるでしょうか？

　超高齢社会の日本では，認知症の有無にかかわらず，運転の問題は日常臨床でもこれから避けて通ることができない問題です．そのため日本医師会や認知症の専門学会の作成した様々な提言や指針が示されつつありますので参考にしてください．

参 考

■ 新たな改正道交法に関する法律
・道路交通法改正（平成29年3月12日施行）．高齢運転者交通事故防止対策．2017.〈https://www.npa.go.jp/koutsuu/kikaku/koureiunten/koureiunntennmatome.html, 2017〉
■ 本邦における認知症と運転の問題に関する包括的な臨床研究の報告書
・池田　学．厚生労働科学研究費補助金　長寿科学総合研究事業　痴呆性高齢者の自動車運転と権利擁護に関する研究．平成15〜17年度　総合研究報告書（主任研究者　池田　学）．2006.
■ 日本医師会がかかりつけ医を中心とする医師会会員向けに作成した，新たな改正道路交通法への日常臨床で役立つマニュアル
・日本医師会．かかりつけ医向け認知症高齢者の運転免許更新に関する診断書作成の手引き．2017.
　http://dl.med.or.jp/dl-med/doctor/ninmen/20170301kaigo_tebiki.pdf, 2017
■ 臨床現場で遭遇する臨床疑問に対する質疑応答集
・日本神経学会，他．認知症高齢者の自動車運転に関する専門医のためのQ&A集．2017.〈http://dementia.umin.jp/pdf/road_qa.pdf, 2017〉

■ 日本認知症学会など認知症にかかわる専門医を中心にまとめられた認知症
　 と運転に対する現状と課題に対する提言
・日本神経学会, 他. 改正道路交通法施行に向けての提言について. 2017.
　〈http://www.neurology-jp.org/news/pdf/news_20170111_01_01.pdf,
　2017〉

■ 認知症と運転に関する全般的な現状と今後の課題への対応を含んだ包括的
　 な提言
・日本老年精神医学会. 改正道路交通法施行に関する提言. 2017.〈http://
　www.rounen.org, 2017〉

■ 日常臨床で役立つ認知症の基本から具体的な運転問題への家族指導向け解
　 説が掲載されたマニュアル
・荒井由美子, 監修. 認知症高齢者の自動車運転を考える　家族介護者のため
　の支援マニュアル. 第 2 版　認知症高齢者の安全と安心のために. 2016.
　〈http://www.nils.go.jp/department/dgp/index-dgp-j.htm〉

〈上村直人, 池田 学〉

索　引

臨床医のための！
高齢者と認知症の自動車運転　　　　Ⓒ

発　行	2018年11月15日　1版1刷	
編著者	上　村　直　人	
	池　田　　　学	
発行者	株式会社	中外医学社
	代表取締役	青　木　　　滋
	〒162-0805	東京都新宿区矢来町 62
	電　話	(03) 3268-2701 (代)
	振替口座	00190-1-98814 番

印刷・製本 / 三和印刷(株)　　　　　　　＜ KS・YK ＞
ISBN978-4-498-32824-2　　　　　　　Printed in Japan